はじめて学ぶ
小児血液・腫瘍疾患
― To Do & Not To Doで理解する ―

編集
石黒　精　国立成育医療研究センター教育研修部・小児がんセンター
加藤元博　国立成育医療研究センター小児がんセンター
松本公一　国立成育医療研究センター小児がんセンター

診断と治療社

カラー口絵

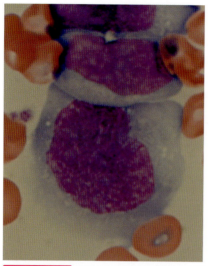

カラー口絵 1 異型リンパ球（末梢血塗抹標本，May-Giemsa染色）
〔p.14 参照〕

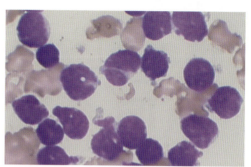

カラー口絵 2 B前駆細胞性急性リンパ性白血病
〔p.66 参照〕
同じような形態をしたリンパ芽球（＝白血病細胞）を多数認める．

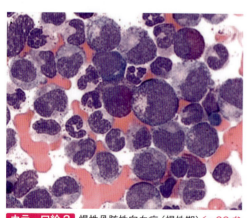

カラー口絵 3 慢性骨髄性白血病（慢性期）〔p.66 参照〕
各成熟段階の顆粒球系細胞を認める．

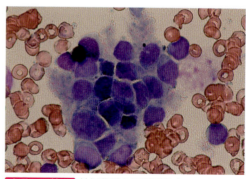

カラー口絵 4 神経芽腫の骨髄浸潤〔p.67 参照〕
腫瘍細胞集塊と細胞外の線維状物質を認める．

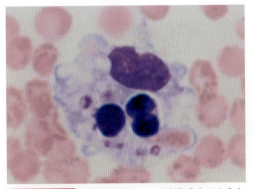

カラー口絵 5 血球貪食性リンパ組織球症でみられる血球貪食像〔p.69 参照〕

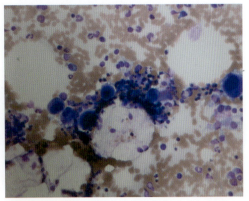

カラー口絵 6 免疫性血小板減少症〔p.69 参照〕
巨核球の増多を認める．

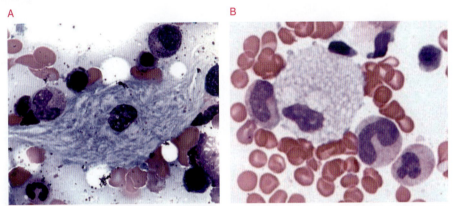

カラー口絵 7 Gaucher 病（A）および Niemann-Pick 病（B）でみられる特徴的な泡沫細胞〔p.70 参照〕

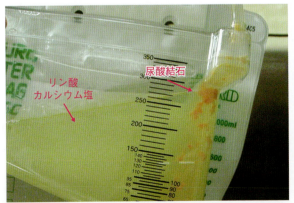
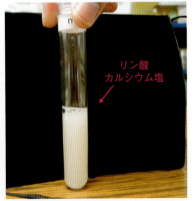

カラー口絵 8 尿中に析出した尿酸結石（赤褐色）とリン酸カルシウム塩（白色混濁）〔p.108 参照〕
国立成育医療研究センター　大隅朋生先生のご厚意による．

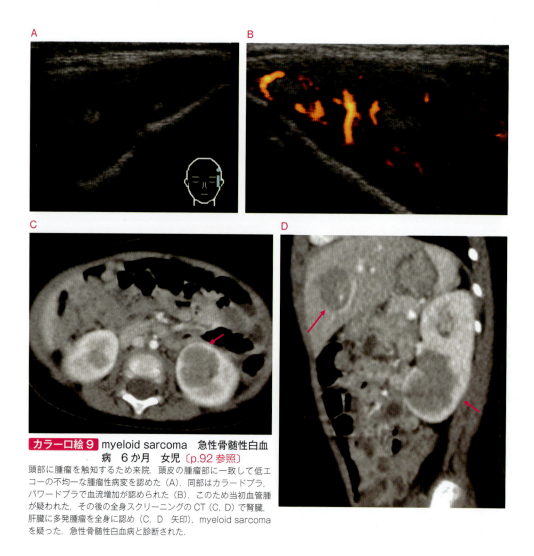

カラー口絵9 myeloid sarcoma 急性骨髄性白血病 6か月 女児〔p.92 参照〕

頭部に腫瘤を触知するため来院．頭皮の腫瘤部に一致して低エコーの不均一な腫瘤性病変を認めた（A）．同部はカラードプラ，パワードプラで血流増加が認められた（B）．このため当初血管腫が疑われた．その後の全身スクリーニングのCT（C, D）で腎臓，肝臓に多発腫瘤を全身に認め（C, D 矢印），myeloid sarcomaを疑った．急性骨髄性白血病と診断された．

血小板サイズの定義

MPV（mean platelet volume：正常値 7〜12 fL）と目視による評価を行う．

巨大血小板：正常 MPV 以上で赤血球大（直径 8 μm）以上．
大型血小板：正常 MPV 以上で正常血小板の 2 倍程度（直径 4 μm）．
正常大血小板：正常 MPV 域内あるいは正常人血小板サイズと同等．
小型血小板：正常 MPV 以下あるいは正常大血小板サイズ以下．

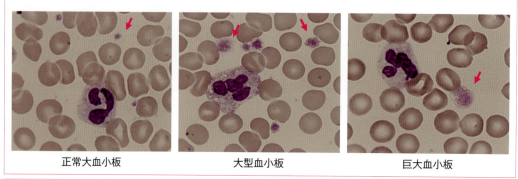

カラー口絵10 血小板サイズ（正常大，ならびに小型・大型・巨大）の分類と血液像〔p.126 参照〕

執筆者一覧

●編集者 (五十音順)

石黒　精	国立成育医療研究センター教育研修部・小児がんセンター
加藤元博	国立成育医療研究センター小児がんセンター
松本公一	国立成育医療研究センター小児がんセンター

●執筆者 (五十音順)

石村匡崇	九州大学大学院医学研究院成長発達医学分野（小児科）
今泉益栄	宮城県立こども病院血液腫瘍科
大賀正一	九州大学大学院医学研究院成長発達医学分野（小児科）
大隅朋生	国立成育医療研究センター小児がんセンター
荻原英樹	国立成育医療研究センター臓器・運動器病態外科部脳神経外科
小原　明	東邦大学医療センター大森病院小児科学講座
清谷知賀子	国立成育医療研究センター小児がんセンター
塩田曜子	国立成育医療研究センター小児がんセンター
白石　暁	九州大学大学院医学研究院成長発達医学分野（小児科）
寺島慶太	国立成育医療研究センター小児がんセンター
富澤大輔	国立成育医療研究センター小児がんセンター
菱木知郎	国立成育医療研究センター腫瘍外科／国立がん研究センター小児腫瘍外科
松井俊大	国立成育医療研究センター生体防御系内科部感染症科
松岡明希菜	聖マリアンナ医科大学小児科
松原康策	神戸市立西神戸医療センター小児科
宮入　烈	国立成育医療研究センター生体防御系内科部感染症科
宮嵜　治	国立成育医療研究センター放射線診療部
森　鉄也	聖マリアンナ医科大学小児科
山田悠司	国立成育医療研究センター小児がんセンター

序

　小児の血液・腫瘍疾患は比較的まれな疾患ですので，地域医療を担われている実地医家の先生や地域の中核病院の総合診療医，あるいは臨床研修医の先生方・看護師さんをはじめとするスタッフの皆さんにとっては，出会った経験が少ないかもしれません．学生のころから血液や腫瘍疾患は，よくわからないし，苦手という方も多いことでしょう．まして，「血液細胞なんて，みても全然わからないし…」という先生がほとんどでしょう．

　そんなあなたにぴったりの本を作ってみました．表題の「はじめて学ぶ小児血液・腫瘍疾患」から連想して「はじけっしゅ」とでも呼んでください．「けっしゅ」は血液腫瘍の「けつ」と「しゅ」を取りました．「はじけっしゅ‼」と，炭酸飲料の泡が「はじける」ように，読んで元気になる本をイメージしました．読むと頭の中に出血して血腫「けっしゅ」ができるわけではありませんのでお間違いなく．まして，血腫「けっしゅ」が，はじけて大出血になるわけでは，決してありません．

　「普通のプライマリ・ケア医のところには血液・腫瘍疾患の子どもなんて来やしない．せいぜい鉄欠乏性貧血くらいにしか会わないよ」と，仰りたいのはごもっともです．でも，考えてみてください．血液検査は毎日のようにしていますよね．検査結果を毎日のように判断していますよね．そんなとき，軽い異常だけれど，よくわからないと思ったことはありませんか？　新生児や乳児では検査値の基準範囲が成人とは違うことはよく知っているので，成人値からみたら軽い異常だけれど，多分心配ないと済ませてはいませんか？

　まれといわれる血液・腫瘍疾患は，本当にまれでしょうか？　それとも気付いていないだけでしょうか？　なにせ，グルコース-6-リン酸脱水素酵素（G6PD）異常症は，世界中に4億人以上いるといわれているのです．ひょっとして見逃しているだけかもしれません．軽い貧血があって，血清鉄は正常なのに，平均赤血球容積（MCV）がすごく小さい患者さんに出会ったことはありませんか？　国際化の進んだ現代ではサラセミアかもしれません．熱が続いているのに，白血球がなぜか少ない患者さんに出会ったことはありませんか？　ひょっとしたら白血病かもしれません．足の関節が何度も腫れて，活性化部分トロンボプラスチン時間（APTT）が基準範囲上限付近の患者さんに出会ったことはありませんか？　ひょっとしたら軽症の血友病かもしれません．きょうだいがりんご病（伝染性紅斑）になったときに，急に顔色が真っ白になった患者さんに出会ったことはありませんか？　溶血性貧血の患者さんがヒトパルボウイルス感染のために赤血球ができなくなった赤芽球癆かもしれません．

　この本には，プライマリ・ケア医として見逃してはならない疾患であり，初期対応の知識が必要なものに限って集めてあります．必要に応じて，適切なタイミングで専門施設に紹介できるように具体的に書いています．また，親御さん・患者さんにお話しするポイントも示しています．このように，プライマリ・ケアに従事する先生方および小児に関連する看護師さんなどに役立つ

ように，より実践的で役立つ情報を具体的かつコンパクトに表すように工夫しました．血液・腫瘍疾患が疑われる子どもが実際に外来を訪れたときに，自信をもって次の行動に踏み出す，ピンときたらこの本の記述をざっと確認する，といった使い方ができるような本に仕上げました．この本では"To Do"および"Not To Do"などのクリニカルパールをわかりやすくまとめるとともに，必要最小限の知識を"Essence"として提示し，ヒントやお役立ち情報を"Memo"として随所にちりばめています．急ぐときは，本文をすっ飛ばして，この部分だけを読んでも役立つことでしょう．また，拾い読みもできるように，「暇なときに寝転んで読む」だけで，頭の片隅に残るような，持っても腕が疲れないような本にしたつもりです．

　この本はしばしば出会う子どもの血液・腫瘍疾患と血液検査値の異常に焦点を当てています．誰もができる医療面接と身体診察，臨床検査だけから出発して，適切な評価と管理に向けて少しでも迫れるようにやさしく道案内します．この本を傍らに置いて，勇気をもって血液・腫瘍疾患に挑戦してみましょう．

2017年9月

編集者一同

代表

石黒　精

国立成育医療研究センター教育研修部・小児がんセンター

Contents

カラー口絵 ii
執筆者一覧 v
序 .... 石黒 精 vi

I 小児血液・腫瘍疾患の「急ぐとき」と「急がなくてよいとき」

小児血液・腫瘍疾患の「急ぐとき」と「急がなくてよいとき」 .... 松本 公一 2
1. 小児がんとは？　2. 日本における小児がん対策　3. 見逃してはいけない「小児がん」　4. 小児がんの早期発見は必要か　5. どんな小児がんが「急ぐ」小児がんか　6. みえない出血は怖い　7. 怖い縦隔腫瘍　8. 怖い発熱　9. その他　10. 他院への紹介の仕方

II こんなとき，どうする？　診断に役立つクリニカルパール

1 白血球数・分画に異常がある .... 加藤 元博 10
1. 白血球数・分画の異常に出会ったら　2. 白血球数・分画の異常をきたす疾患　3. 白血球数・分画の異常に出会ったときの対処　／　こんなときは専門医へ　患児・保護者への説明のポイント

2 リンパ節が腫大している .... 松岡 明希菜, 森 鉄也 18
1. リンパ節腫大とは？　2. リンパ節腫大に対するアプローチ　3. リンパ節腫大をきたす疾患　／　こんなときは専門医へ　患児・保護者への説明のポイント

3 貧血を鑑別したい .... 白石 暁, 石村 匡崇, 大賀 正一 27
1. 貧血とは？　2. 貧血をきたす疾患　3. 貧血の鑑別をすすめる　／　こんなときは専門医へ　患児・保護者への説明のポイント

4 発熱・疼痛が続く .... 加藤 元博 37
1. 長引く発熱や疼痛に出会ったら　2. 長引く発熱・反復する発熱をきたす疾患　／　こんなときは専門医へ　患児・保護者への説明のポイント

5 出血症状を鑑別したい .... 松原 康策 44
1. 出血傾向を理解するためには　2. 出血症状に出会ったら　3. 出血症状をきたす疾患　4. 出血症状に出会ったときの対処　／　こんなときは専門医へ　患児・保護者への説明のポイント

6 腹部に腫瘤が触れる .... 菱木 知郎 54
1. 腹部腫瘤を主訴とする患者が来院したら　2. 診断のポイントと良性疾患・悪性疾患のおおまかな鑑別方法　3. 腹部に腫瘤を触れる疾患と超音波上の特徴　4. その他の診断に有用な検査　／　こんなときは専門医へ　患児・保護者への説明のポイント

7 骨髄検査をしようと思う .... 富澤 大輔 62
1. 骨髄検査とは？　2. 骨髄検査を行う目的は？　3. 骨髄検査の方法　4. 骨髄検査が診断に役立つ疾患　／　患児・保護者への説明のポイント

III 画像で腫瘤がある！　画像が何か変！　どうする？

1 脳腫瘍 .... 寺島 慶太 72
1. 脳腫瘍を疑う症状　2. 脳腫瘍を疑ったときの診察と診断　3. 小児脳腫瘍の治療　／　こんなときは専門医へ　患児・保護者への説明のポイント

2 縦隔腫瘍 .... 大隅 朋生 78
1. 縦隔腫瘍をみつけたら　2. 縦隔腫瘍の鑑別と診断法　／　こんなときは専門医へ　患児・保護者への説明のポイント

3　脊髄腫瘍 ······ 荻原　英樹 ···· 86
1．脊髄腫瘍の診断　2．脊髄腫瘍の分類　3．脊髄腫瘍の治療と予後　／　こんなときは専門医へ　患児・保護者への説明のポイント

4　実はこんな画像も血液・腫瘍疾患ですよ ······ 宮嵜　治 ···· 91
1．腫瘤を形成する白血病：myeloid sarcoma　2．跛行，歩行障害の画像診断：読影の注意点　3．多彩な顔をもつLangerhans細胞組織球症（LCH）　4．骨形成不全症？　白血病？　易骨折性を呈する2つの小児疾患　／　こんなときは専門医へ

IV　小児血液・腫瘍患児への対応法・治療法のクリニカルパール

1　輸血しようと思う ······ 小原　明 ···· 98
1．貧血だ，輸血しようと思う　2．出血傾向がある，輸血しようと思う　3．新鮮凍結血漿（FFP）輸血の適応について考える　4．輸血関連副作用について知っておく　5．輸血関連感染症について知り，説明と対応ができる　／　患児・保護者への説明のポイント　参考にすべき書籍と信頼できるWeb情報

2　腫瘍崩壊 ······ 山田　悠司，塩田　曜子 ··· 107
1．腫瘍崩壊／腫瘍崩壊症候群とは？　2．腫瘍崩壊への対応と予防・治療　3．リスク評価とTLS予防　／　患児・保護者への説明のポイント

3　発熱性好中球減少症 ······ 松井　俊大，宮入　烈 ··· 115
1．小児感染症の特徴　2．発熱性好中球減少症（FN）とは？　／　こんなときは専門医へ　患児・保護者への説明のポイント

4　免疫性血小板減少症 ······ 今泉　益栄 ··· 124
1．出血傾向と血小板減少の小児患者をみたら行うこと　2．血液検査所見で確認すべきこと　3．鑑別診断　4．治療の実際　／　こんなときは専門医へ　患児・保護者への説明のポイント

5　血友病の関節内出血と緊急の病態 ······ 石黒　精 ··· 130
1．緊急に対応が必要な病態と初期対応　2．関節が腫れて痛がる血友病患者に出会ったら　3．血友病を理解しよう　4．治療　5．よくある合併症の病態生理とその診断・治療・予防　6．予後　／　こんなときは専門医へ　患児・保護者への説明のポイント

6　小児がん・造血幹細胞移植治療終了後の一般外来 ······ 清谷　知賀子 ··· 138
1．退院後の注意事項　2．一般外来での対処　3．トランジション　／　こんなときは専門医へ　患児・保護者への説明のポイント

V　役立つ知識

1　血算の見方 ······ 石黒　精 ··· 150
1．血算を解釈するための基本　2．赤血球の異常をどうみるか　3．白血球の異常をどうみるか　4．血小板の異常をどうみるか　5．汎血球減少症をどうみるか　／　こんなときは専門医へ　患児・保護者への説明のポイント

2　主な抗腫瘍薬 ······ 加藤　元博 ··· 156

3　専門医への紹介の仕方と全国の専門施設 ······ 石黒　精 ··· 159
専門医への紹介先をどう選ぶか

索引 ······ 163

I

小児血液・腫瘍疾患の「急ぐとき」と「急がなくてよいとき」

小児血液・腫瘍疾患の「急ぐとき」と「急がなくてよいとき」

1. 小児がんとは？

　小児がんの日本国内での年間発症数は，2,000～2,500例といわれています．大きく血液悪性疾患と固形腫瘍・脳腫瘍にわかれます．およその発症数ですが，血液悪性疾患が年間1,000例程度，脳腫瘍は400例，固形腫瘍は600例と推定されています（図1）．血液悪性疾患の中で，最も多い疾患が白血病です．小児の場合，急性リンパ性白血病がほぼ半分を占めていますが，成人では急性骨髄性白血病のほうが多くなります．固形腫瘍は，本当にたくさんの種類の疾患があり，代表的な疾患に，神経芽腫，横紋筋肉腫，肝芽腫，腎芽腫などがあります．小児がんは，「芽腫」という名前がつくことが多いのですが，未熟な細胞が小児がんになっていることが多いことを表しています．成人では肺がんや胃がん，大腸がんなどの「癌腫」がほとんどですが，これらは小児ではまれです．

2. 日本における小児がん対策

　ちょっと堅い話になりますが，ぜひ知っておいていただきたい内容ですので，日本の小児がん対策について，概説します．

　小児がんは，2012年に定められた第2期のがん対策推進基本計画において，重点的に取り組むべき課題の1つとして初めて取り上げられました．その計画によって，小児がん拠点病院が指

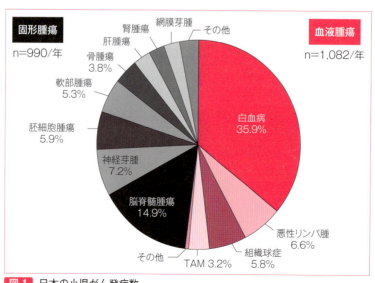

図1 日本の小児がん発症数
（日本小児血液・がん学会．2013～2015登録症例数より）

定されることになったのです．さらに，2016年12月にがん対策基本法の改正があり，初めて法律に「小児がん」という言葉が記載されました．第21条に「がん患者における学習と治療との両立」として，「国及び地方公共団体は，小児がんの患者その他のがん患者が必要な教育と適切な治療とのいずれをも継続的かつ円滑に受けることができるよう，必要な環境の整備その他の必要な施策を講ずるものとする」とあります．

　小児がん拠点病院は2013年2月に全国を7つのブロックにわけ，15拠点病院が指定されました（図2）．成人の場合は，2017年時点で400近くのがん診療連携拠点病院がありますから，15という数はとても少ないものですが，がんの頻度からしたら，妥当な数なのかもしれません．キーワードは，小児がん診療の集約化と均てん化にあります．きちんと小児がん診療ができる病院を限って専門性を高めること（集約化）と，どこの病院に行っても高い医療が受けられること（均てん化），この2つのバランスを取ることが，小児がん拠点病院の目的です．小児がん拠点病院は，地域ブロック協議会を通して，地域の小児がん医療提供体制を整備する役割があります．地域の小児がん診療病院をまとめ，連携することと，各病院の医師，看護師，相談員など小児がん医療に携わるさまざまな職種の方々の人材育成という2つの柱が目標となります．

3. 見逃してはいけない「小児がん」

　臨床医が，外来で「小児がん」に遭遇することは非常にまれであると思います．私も，紹介でなく外来で小児がんをみつけた経験は10人もいないくらいです．しかし，頻度は少なくとも，「疑わなければ必ず見逃す」のです．しかも，見逃したときに，取り返しのつかないことになってしまう可能性だってあるわけですから，大変です．この本を読んでくれる皆さんは，私たちの経験を追体験できる訳ですから，ある意味ラッキーであると思います．

　私は研修医のときに，絶対に見逃してはいけない疾患として「悪性腫瘍」があることを教えら

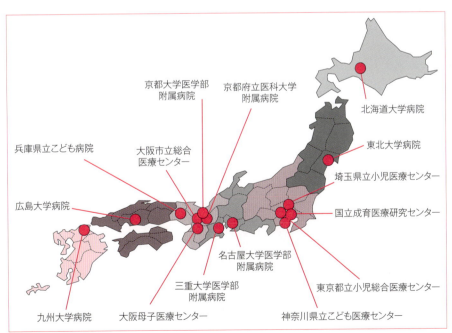

図2 小児がん拠点病院（2013年2月〜）

れました．特に小児に限った話ではありませんが，私は必ず診察するときに「悪性腫瘍」の可能性を考えています．予防接種の診察時に，腹部を診察して神経芽腫を診断した先輩医師がいました．何の症状もないときに，神経芽腫を診断するなんてほとんど奇跡ですが，早くにみつけることができて十分な治療のもと治癒させることができたのです．診察するときは，必ず寝かせて腹部触診をすること，これが基本となります．案外，つい忙しくて聴診だけして帰ってしまうことがあるかもしれませんが，寝かせて腹部触診をすることは，本当に大切です．

4. 小児がんの早期発見は必要か

「もっと早くみつかれば（みつけてくれれば）よかったんでしょうか」

保護者からの鋭い言葉です．多くの小児がん患者の保護者が，このことを悔やみ，自身を責めます．あの時，風邪って診断されていたけど，本当はその時に小児がんと診断されていれば，もっとよく治っていたのではないかと，繰り返し，繰り返し自問自答しています．

本当でしょうか？　本当に早くみつければ，よく治っていたのでしょうか？　決して，そんなことはありません．小児がんの場合，腫瘍がもともと持っている性質によって，治りやすさが決まっていることが多いからです．小児白血病が成人の白血病と比較して治りやすいのは，「治りやすいタイプの白血病」が小児に多いからです．転移するような腫瘍は，初めから転移しやすい性質を持っているため，みつかったときから転移していることが多いのです．この点が，成人がんと大きく異なることです．成人がんの場合は，早くみつけることで，転移する前に切除することが可能となります．だからこそ，がん検診の重要性がクローズアップされるのです．一方，小児がんの場合は，正確な診断と，それに合った治療計画を選択し，適切な支持療法のもとで実行することが最も重要です．

それでも，小児がんを早くみつける努力は必要です．なぜならば，本項のタイトルにあるように，「診断と治療を急がなければならない小児がん」があるからです．

5. どんな小児がんが「急ぐ」小児がんか

普通の白血病は急がなくても大丈夫なことが多いと思います．かつて，再発された急性リンパ性白血病で，「どうしても四国巡礼の旅がしたい」といった患者がいました．輸血だけ継続して1か月くらい経ってから，本格的な治療を開始しましたが，白血球の数もそれほど多くならずに，無事治療を行うことができました．こんな極端な例は多くはないでしょうが，スタンダードリスクの急性リンパ性白血病（米国国立がん研究所（National Cancer Institute：NCI）の定義では1歳以上10歳未満で，初診時白血球数が 50,000/μL のもの）は，それこそ出血や貧血にさえ気をつけていれば，1日2日を争う病態ではないことが多いのです．ゆっくり進行するからこそ，スタンダードリスクの急性リンパ性白血病と呼べるのかもしれません．ゆっくりと白血病細胞が増殖するために白血球数の割に，貧血が極端にひどかったり，血小板数が少ないこともスタンダードリスクの特徴の1つと考えられます．

しかし，そのように急がなくてもよい白血病ばかりではありません．急性前骨髄球性白血病は違います．出血に十分な注意が必要です．今でこそ，ATRA という素晴らしい薬が出現して飛躍的に治療成績は改善していますが，それでも，病初期には出血に十分注意して，FFP をふんだん

に補充する必要があります．外来で診察した急性前骨髄球性白血病の高校生の患者が，その日の夜に頭蓋内出血をきたし，翌日には帰らぬ人になっていたことも経験の1つです．

6. みえない出血は怖い

凝固異常症や血小板減少症，血小板機能異常症では止血機構が破綻しているために重篤な出血をきたすことがありますので，気をつけなければなりません．表面にでているだけの出血はすぐに気づきますし，抑えることで止血できるため大丈夫なことが多いです．しかし，表面にでていない「みえない出血」には特に注意が必要です．今でも思い出す症例に，血友病の鼻出血の患者がいます．凝固因子の補充を行ったので止血できたはずと私たちは安心していたのですが，どうやら一晩中鼻出血が継続していたようで，翌朝に出血性ショックとなり救命できませんでした．血液疾患とは異なりますが，食道動脈瘤破裂を頻回に起こしていた患者も，止血できていない出血に気づかず，翌日に出血性ショックとなったことを経験しました．貧血がある程度慢性的に起こっている患者には，心拍監視モニターなんか付けていても心拍数はよっぽどでないと上がらず，大量出血の存在に気づかないことが多いのです．じわじわと出血してそれが表面に現れないことほど恐ろしいと，身を以て経験しました．これらも，「急ぐとき」と考えられるでしょう．

7. 怖い縦隔腫瘍

上大静脈症候群という恐ろしい病態があります．腫瘍で上大静脈が圧排されて，静脈還流が悪くなるため，顔がむくんだりします．別項でもでてくる話ですが，縦隔腫瘍，特に悪性リンパ腫などで気管が圧排されている症例は，喘息の重積発作のような呼吸音が聞こえます．これを「喘息」と診断してしまうほど恐ろしいことはありません．吸入をして，一時的に少しだけよくなっても，物理的に潰れているものですから，すぐに悪くなります．「喘息がちっともよくならない」と考え，吸入を繰り返すだけだとしたら，もっと恐ろしいことになります．私の経験した縦隔腫瘍の患児は，金曜日の午前に来院して，その日の夜のうちに亡くなりました．挿管して人工呼吸管理を行ったのですが，呼吸を維持することができないほど，病勢が進行していたのです（図3）．

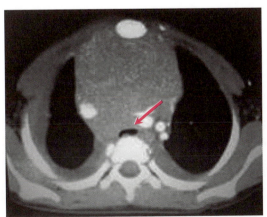

図3 縦隔腫瘍（悪性リンパ腫）による気管支（矢印）の圧排

8. 怖い発熱

　好中球がないときの発熱，これも「1日様子をみてみましょう」では済まされない病態です．臨床医は，好中球がない状態に遭遇することはほとんどないので，読み飛ばしていただいてもよいですが（もちろん，本当は読んでほしいのですが），すぐさま抗菌薬を使用しないといけない病態であると思います．特に，悪寒のあるような発熱には要注意です．菌血症を起こしている可能性があるからです．

9. その他

　脊髄周辺にできるダンベル型の神経芽腫も，早く処置したほうがよい小児がんの1つです．ダンベル型の場合，足の動きが悪くなってから来院することが多いですが，本格的に悪くなると後戻りができません．治療が奏効して治癒したにもかかわらず，生活の質を大きく下げるような合併症を残すことになります．ゴールデンタイムは72時間といわれています．一般的には，手術や放射線よりも，化学療法を先行させることが重要とされていますが，もちろん，ケースバイケースです．特に中間リスクに属する化学療法に対して，それほど反応性がよくないケースには，注意が必要です．

10. 他院への紹介の仕方

　とにかく，何を疑っているかを明確にして，きちんとした専門の病院に送ることが大切です．
　紹介先のきちんとした専門の病院とは，どこでしょうか．小児がんを診ている施設は，日本全体で150施設くらいあります．病院の規模はさまざまですが，地域には必ず小児がんを診療している病院があるはずです．小児がんほど，総合力が大切である疾患はないと思います．外科系診療科と内科系診療科，放射線診療科などとの風通しがよい病院は，総合力が強いと感じます．2017年現在，小児がん拠点病院は全国に15施設ありますが，どの施設も総合力を持った病院と考えられます（図2）．
　しかしながら，小児がんの種類によっては小児がん拠点病院にかかわらず，病院選択が重要な病気もあります．例えば，脳腫瘍の診療に関しては，脳神経外科がしっかりしている病院がよいと思います．しかし，脳腫瘍をたくさん診療している病院が，小児脳腫瘍をたくさん診療しているとは限りません．小児と成人では，同じ名前の病気でも，対応が全然違うことに注意する必要があるでしょう．
　かつて聞いた話です．それこそ「神の手」と呼ばれる外科医のもとで手術を行った患者がいました．腫瘍は確実に摘出できたのですが，手術をした病院は，残念ながら小児がんに対する病理診断が十分ではありませんでした．その病院では，成人がんに関してはプロ級の診断能力を有していたのですが，小児のがんは，ほとんど診断したことがなかったのです．診断までに紆余曲折があり，最終的に「小児がん」と診断できたのは随分と経過してからでした．結果的に，放射線治療ができる限り早期に必要な腫瘍だったのです．もし，手術のあと早く診断できていたら，治癒率は上がっていたかもしれませんが，あとの祭りです．せっかく，「神の手」にみていただいたのに，これでは残念で仕方ありません．

このように，「小児」という観点で，病院を選択する必要があることも重要であることを考えなければいけません．

最後に

恐ろしい経験ばかりをお話ししました．私の経験の一部をお話しすることで，血液・腫瘍疾患の「急ぐとき」，「急がなくてよいとき」が，何となくわかっていただければと思います．

（松本　公一）

II

こんなとき，どうする？
診断に役立つクリニカルパール

1 白血球数・分画に異常がある

To Do

- 白血球数の異常をみつけたら，分画検査を確認し，白血球中のどの分画が増加・減少しているかを確認する．
- 白血球数以外の血球（赤血球および血小板）の異常の有無を確認する．また，リンパ節腫大および肝臓・脾臓の腫大の有無を確認する．
- 感染症や身体的ストレスなどによっても白血球数や分画の異常は起こるため，軽度の異常であれば経過観察しつつ再検査することが必要である．
- 著しい白血球数の増加（>50,000/μL）もしくは減少（<1,500/μL）は，造血器疾患の可能性が高い．正確な診断には小児血液・がん専門医の判断が必要であるため，専門施設に紹介することが望ましい．
- さらに極端な白血球数の増加（>150,000/μL）は脳梗塞・出血の危険性を伴うことがあるため，速やかに専門施設に受診させる（図1）．

Not To Do

- 不用意なステロイド投与は造血器疾患の診断を困難にすることがあるため，投与の適応は容易に判断しない．
- 白血病により白血球数が著しく増加しているときに，貧血も合併していることがある．しかし，貧血の過度な補正は粘張度を増すことで脳梗塞などの危険性を高めるため，白血球数>200,000/μLの場合の赤血球輸血はできるかぎり実施しない．

1. 白血球数・分画の異常に出会ったら

- 小児の白血球数の基準値は成人よりやや高めであり，年齢が上がるにつれて徐々に低下していく（表1）．個人差や変動が大きいことから，健常児でも10,000/μLを超すことや4,000/μLを下まわることもある．
- 白血球数の高値もしくは低値をみたら，再検査するとともに白血球分画を確認し，白血球中の特定の分画が増加もしくは減少しているのかを確認する．
- 自動機械法による分画測定では芽球や異型リンパ球などを正確に検出できないことがあるため，血球数に異常があった場合は目視での血液像による血球分画検査を確認する．
- 分画の基準値も年齢によって変動がある．生後2週間ころまではリンパ球に比べて好中球が優

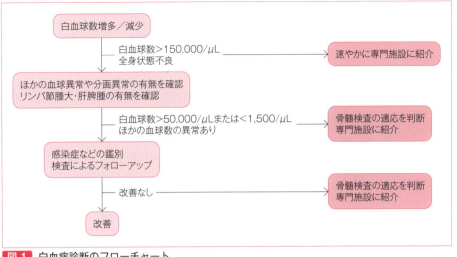

図1 白血病診断のフローチャート

表1 白血球数の基準範囲

年齢（月齢）	白血球数（/μL）	好中球割合（％）
<1か月	7,000〜30,000	40〜65
1〜6か月	6,000〜20,000	30〜50
6か月〜3歳	5,000〜18,000	30〜50
3〜6歳	5,000〜15,000	40〜60
6歳<	4,000〜13,000	45〜60

白血球数や好中球割合には個人差や個人のなかでの変動も大きい．

位だが，3〜4歳ころまではリンパ球が優位となり，好中球数は 1,500/μL を下まわることもある．3〜4歳以後は再び好中球が優位となる（**表1**）．

- 1,500/μL 以下を好中球減少症と定義することが多いが，臨床的に重症感染症を増加させるのは，好中球数 500/μL 以下である．
- 白血球数に増減がなくても，好中球減少症を契機に血液疾患が診断されることがあるため，血液疾患が疑われる場合には，血球分画割合を検査する．
- 白血球以外の血球数の異常を確認することは鑑別の過程で重要である．白血球数もしくは分画の異常がある場合には，赤血球数（ヘモグロビン値），血小板数に異常がないかをあわせて確認する．
- 肝脾腫およびリンパ節腫大の有無を確認する（Ⅱ-2「リンパ節が腫大している」参照）．特に著しい白血球数の増加（50,000/μL 以上）がみられた場合，胸部 X 線写真で縦隔腫大の有無をみる（Ⅲ-2「縦隔腫瘍」，→ **Memo 1** 参照）．

Memo 1

急性リンパ性白血病の病型は，B 前駆細胞性，成熟 B 細胞性，T 細胞性に大別される．T 細胞性急性リンパ性白血病では縦隔腫大を伴うことがあり，また，高い白血球数を呈することが多い．ほかの病型と比べ，相対的に男児，年長児に多いのも T 細胞性急性リンパ性白血病の特徴である．

表2 白血球数異常・分画の異常をきたす主な疾患

増加・減少および原因疾患		備考
増加	白血病	末梢血に芽球がみられる
	細菌感染症	好中球が優位である
	百日咳	リンパ球数が増加する
	身体的ストレス	好中球が優位である
減少	白血病	
	再生不良性貧血	好中球のみの減少のこともある
	自己免疫性好中球減少症	
	ウイルス感染症	異型リンパ球がみられることもある
	薬剤性	

白血球数や好中球割合には個人差や個人のなかでの変動も大きい.

Essence

白血球数の異常をみつけたら，分画を確認するとともに，ほかの血球に異常がないかを確認する．また，白血球数の基準値は年齢によって変わるだけでなく，個人差や個人内の変動が大きいことにも注意が必要である．

2. 白血球数・分画の異常をきたす疾患（表2）

1）白血病

- 白血病は血液細胞が，がん化して増殖する造血器の悪性腫瘍である．
- 白血病細胞が骨髄で増殖することで造血が阻害されるため，正常な血球（白血球・赤血球・血小板）の産生が抑制される．白血病細胞は血算では白血球数としてカウントされるため，血中に白血病細胞がみられることで白血球数は増加することも多い．
- ただし，白血病の発症時には血球数の異常がないことや，1系統の血球の減少だけ（貧血だけなど）のこともしばしば経験されるため，血球数の異常の有無だけで白血病など造血器腫瘍の存在を否定することはできない．
- 慢性骨髄性白血病の場合，むしろ血小板数は増加していることも多い．
- 小児の白血病の発症頻度は日本で年間に約700例であり，発症のピークは2〜6歳にある[1]．最も多い病型は急性リンパ性白血病であり，次いで急性骨髄性白血病，慢性骨髄性白血病が占める．小児では慢性リンパ性白血病はきわめてまれである．
- 小児の骨髄増殖性疾患の代表的な病型として，若年性骨髄単球性白血病（juvenile myelomonocytic leukemia：JMML）がある．末梢血では単球の増加（＞1,000/μL）が特徴的であり，かつ，増加している単球はエステラーゼ染色が陰性なことがある．脾腫を伴うことが多い．NRAS，KRAS，PTPN11，CBLなどの遺伝子変異が高率に検出され，これらの生殖細胞系列の変異であるNoonan症候群などにもJMML様の病態が合併することがある．
- 白血病を確定診断する，もしくは白血病であることを除外するためには骨髄検査が必須である．骨髄検査の評価は小児血液学に習熟した医師の指導のもとで行う必要がある（II-7「骨髄検査をしようと思う」参照）．
- 白血病細胞が骨髄で増殖することで，骨痛を伴うことがしばしばある．長引く疼痛の鑑別とし

- ても白血病を考慮する必要がある．
- 小児白血病の治療は抗腫瘍薬による多剤併用化学療法である．急性リンパ性白血病の場合は，抗腫瘍薬に加えてステロイドが併用される．病型や白血病細胞の性質にもよるが，化学療法の入院期間は 6 〜 12 か月である．
- 治療の進歩により小児白血病の治療成績は大きく改善し，現在では 75 〜 90％ 前後の長期生存率が達成されており，以前のイメージにあるような"不治の病"ではなくなっている[1]．
- 小児急性リンパ性白血病では，診断時の末梢血白血球数が予後と相関する．しかし，白血球数が多いことは診断の遅れを意味するのではなく，症状が出た段階での白血球数が白血病細胞の増殖力の代替マーカーとなるからである．
- 白血病の発症には，特殊な例外を除いて遺伝や環境，生活習慣による影響は少ない（→ Memo 2 参照）．

Essence

白血病は造血器の悪性腫瘍であり，血球数の異常で発見されることが多いが，白血球数の異常のみの場合があるだけでなく，分画の異常だけの場合や，血球数に異常がない場合もしばしばある．

2）感染症

- 細菌感染症では好中球数の割合と絶対数の増加がみられ，いわゆる左方移動の状態となる．好中球数の増加により，白血球数は 20,000/μL を超えることもあるが，必ずしも増加の度合いと感染症の重症度は一致しない．
- ウイルス感染症でも白血球数や分画の異常をきたす．一般的なウイルス感染ではしばしば血球の減少がみられる．ただし，白血球数が 1,500/μL を下まわることはまれである．
- 百日咳により，リンパ球の絶対数の増多がみられ，しばしば数万/μL を超すような数値に著増する．特徴的な咳嗽が診断を疑う根拠となる．
- Epstein-Barr（EB）ウイルスの感染により，異型リンパ球（図2）の割合が著増する（伝染性単核症，infectious mononucleosis：IM）．異型リンパ球とリンパ芽球（急性リンパ性白血病でみられる）の塗抹標本での形態的な鑑別は困難なことがあるため，末梢血の形態学検査に習熟した医師，もしくは検査技師の判断が必要である．脾腫やリンパ節腫大を伴うことが多い（→ Memo 3 参照）．
- 伝染性単核症は血小板の減少を伴うこともしばしばある．多くは保存的に自然寛解するが，脾腫が巨大な場合，外的な打撲による脾破裂が報告されているので，脾腫が改善するまでは接触するような運動は避けるように指導する．
- EB ウイルスは罹患により通常は終生免疫となり，再感染は原則としてみられない．しかし，まれに EB ウイルスによる伝染性単核症様の症状を反復することがあり，慢性活動性 EB ウイ

Memo 2

小児の白血病を含めた小児がんの発症には，正常細胞（生殖細胞系列）の異常が発症に関与することもあり，白血病を発症した患児の同胞の白血病発症率は一般人口よりわずかに高い．ただし，白血病そのものの発症頻度が低いことから，臨床的に問題になるような差ではなく，健常の同胞のスクリーニングなどは通常不要である．

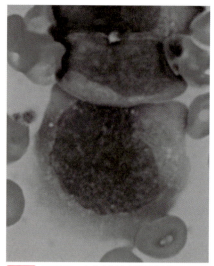

図2 異型リンパ球（末梢血塗抹標本，May-Giemsa染色）〔カラー口絵1〕

ルス感染症（chronic active EB virus infection）と診断されることがある．背景にEBウイルスを排除できない免疫異常症があることが多く，同種造血幹細胞移植の適応となる．
- EBウイルス以外にも，サイトメガロウイルス感染症などでも異型リンパ球がみられることがある．
- 寄生虫の感染では好酸球の増加がみられるが，生活環境の改善により日本での発症は激減している．

> **Essence**
>
> 感染症で白血球数の異常が出ることは多い．細菌感染では好中球数の増加が，百日咳ではリンパ球の増加がみられる．一方で，ウイルス感染では血球減少や分画の異常がしばしばみられる．

3）身体的ストレス
- けいれん重積や反復する嘔吐など，身体的なストレスが強く生じた際に，白血球数が著増していることが多い．
- 白血球数は20,000/μLを超すこともしばしばある．好中球の増加が主体である．
- 症状の改善とともに速やかに白血球数は正常化する．症状が改善したにもかかわらず白血球数が増加したままの場合，背景に血液疾患が存在することを疑って精査をすすめる．

4）固形腫瘍の骨髄浸潤
- 固形腫瘍の骨髄転移により，白血病と同様に造血が障害されることがある．特に小児で固形腫瘍の骨髄転移をきたすのは，神経芽腫や横紋筋肉腫のことが多い．ただし，その頻度は白血病に比べればまれであり，骨髄転移を伴う神経芽腫の発症はわが国で年間に約50例ほどである．
- 血球に異常をきたすほどの転移をきたす固形腫瘍であれば，LDHの上昇などほかの検査値の

EBウイルスによるinfectious mononucleosisは「伝染性単核症」が正式名称であり，「伝染性単核"球"症」ではない．しばしば誤記されているため，注意が必要である．

- 異常がみられる可能性が高い.
- CT や MRI などで原発巣を検索する. 診断は病巣の生検によって病理学的になされる.
- 小児固形腫瘍は病理診断・画像診断・手術・放射線照射などの専門医による集学的な診療が必要であるため, 診断が疑われた段階で専門施設に紹介する.

5) 骨髄不全症（再生不良性貧血を含む）

- 造血幹細胞の機能不全による 3 系統（白血球, 赤血球, 血小板）全体にわたる血球の産生低下が再生不良性貧血である.
- 再生不良性貧血は, 経過とともに汎血球減少になるのが一般的であるが, 発症当初は 1 系統の血球数低下や, 血球の減少を伴わずに好中球数の低下のみのこともある.
- 当初はウイルス感染などによる一時的な血球低下と区別がつかない. 時間をおいて（通常 3 〜 4 週間）経過をみながら骨髄検査を反復することで診断に至るのが一般的である.
- 再生不良性貧血には, 主に遺伝的な要因による先天性の再生不良性貧血（Fanconi 貧血, 先天性角化不全症など）と, 後天性の再生不良性貧血がある.
- 先天性再生不良性貧血であっても, 血球減少が顕在化してくるのは 3 〜 4 歳以降のこともある. 新生児期の血球が基準範囲内であっても, 先天性再生不良性貧血であることは否定されない.
- 後天性の再生不良性貧血には, 肝炎の経過と前後して発症する肝炎関連再生不良性貧血という病型がある. かつては「肝炎後再生不良性貧血」と呼ばれていたが, 肝炎と同時もしくは肝炎に先行して再生不良性貧血が診断されることもあるため, 肝炎関連再生不良性貧血（hepatitis-associated aplastic anemia）と呼ばれている.
- 先天性の再生不良性貧血の根治治療は, 原則として同種造血幹細胞移植である.
- 後天性の再生不良性貧血の治療には, まず免疫抑制療法が中心となる. しかし, その奏効率は 50 〜 60% であり, 無効例には同種造血幹細胞移植が施行される. 近年の移植技術の進歩により, 90% 前後の長期生存率が達成されている[2].
- 生下時からみられる遺伝的好中球減少症として, 重症先天性好中球減少症（severe congenital neutropenia：SCN）がある. 好中球数以外の血球数には異常はみられない. *ELANE* 遺伝子や *HAX1* 遺伝子による変異が原因として報告されている. 重篤な細菌感染を反復することがあり, 根治には同種造血幹細胞移植が必要である.

6) 自己免疫性好中球減少症

- 抗好中球抗体による好中球の成熟障害であり, 好中球単独の減少をきたす.
- 幼児期に多く, 成長するにつれて自然寛解することが多い.
- 感染症を発症した際には内因性の顆粒球コロニー刺激因子（G-CSF）が誘導され, 好中球が増加するため, 自己免疫性好中球減少症の患児では重症な感染症の罹患率は変わらない.

7) 薬剤性好中球減少症

- 薬剤による好中球減少症は常に念頭に置いておく必要があるため, 血球減少の患者をみた場合, 服薬の有無を確認する.
- さまざまな薬剤による血球減少が報告されている（表3）.
- 薬剤の中断によって血球は速やか（1 〜 2 週以内）に回復することが多い.

表3 血球減少をきたす主な薬剤

抗甲状腺薬，抗菌薬（ペニシリン，ST合剤など），抗けいれん薬，β遮断薬，カルシウム拮抗薬，血管拡張薬，抗不整脈薬，降圧薬，利尿薬，H_2受容体拮抗薬

> **Essence**
>
> 造血器疾患以外にも，さまざまな理由により白血球数・分画の異常がみられる．病歴や身体所見，ほかの検査所見により鑑別をすすめる．

3. 白血球数・分画の異常に出会ったときの対処

- 白血球数が200,000/μLを超えると血液が過粘張となり，脳梗塞や，それに伴う脳出血の原因となりうる．
- 100,000/μLを超える白血球数は高率に白血病であるため，速やかに専門医に紹介する．
- 小児の造血器疾患のなかで最多の病型は急性リンパ性白血病である．ステロイドが治療として有効であり，不用意にステロイドを投与することで中途半端に改善してしまい，正確な診断が困難になることがある．ステロイドは喘息，アレルギーなど小児診療のさまざまな場面で用いられるが，白血球数もしくは白血球分画の異常がみられた患者へのステロイド投与は慎重に行うべきである．

✉ こんなときは専門医へ

- 造血器疾患の診断・治療には専門施設での診療が必要である．また，骨髄検査で「造血器疾患白血病でない」と診断するにも小児血液・がん専門医による判断が必要である．著しい白血球数や分画の異常がある，もしくは異常が持続する場合など，造血器疾患が疑われるような白血球数の増多・減少がみられたら，積極的に専門施設に紹介する．
- 思春期・若年成人（adolescent and young adult：AYA）の白血病に対する治療は，小児血液・がん専門医により小児白血病として治療したほうが長期生存率が良好なことが報告されている[3]．15～20歳の患者で白血球数もしくは分画の異常がみられた場合，血液内科医より小児血液・がん専門医に紹介することが望ましい．
- 造血器疾患が背景にあったとしても，全身状態が良好であれば緊急性がないことが多い．しかし，「oncologic emergency」と呼ばれる緊急での対応が必要となる場合がある．150,000/μLを超える白血球増加や，呼吸症状を伴う（Ⅲ-2「縦隔腫瘍」参照），全身状態が不良，などの場合は緊急で専門施設に搬送する．
- 小児白血病を含めた小児がんの診療施設の連携グループとして，日本小児がん研究グループ（Japan Children's Cancer Group：JCCG）が設立されている（http://jccg.jp/）．参加施設の一覧はホームページに記載されており（http://jccg.jp/about/sankashisetsu/），これらの施設に紹介することが望ましい．

患児・保護者への説明のポイント

- 白血球数や分画の異常では，造血器疾患の可能性を示唆するが，感染症などでもしばしば起こりうる．個人差や，個人のなかでの変動もあるため，基準範囲からわずかな逸脱であれば，造血器疾患である可能性は必ずしも高くはない．
- 白血病に代表される造血器疾患は，全身状態が良好であれば，緊急で診断することの必要性はないことが多い．一方で，極端な白血球数増加や全身状態不良例は速やかな診断・治療開始が必要である．
- 造血器疾患の診断もしくは診断の除外には，骨髄検査が必須であるが，専門医による判定が必要なことが多い．
- 白血病は，以前までのイメージと異なり，不治の病ではない．入院治療が必要であり，長期生存率（治癒率）は100％に達してはいないが，治る可能性のほうが高いことを知って治療に臨んでよい疾患である．

文献

1) Horibe K, Saito AM, Takimoto T, et al. Incidence and survival rates of hematological malignancies in Japanese children and adolescents (2006-2010): based on registry data from the Japanese Society of Pediatric Hematology. Int J Hematol 2013; 98: 74-88.
2) Kikuchi A, Yabe H, Kato K, et al. Long-term outcome of childhood aplastic anemia patients who underwent allogeneic hematopoietic SCT from an HLA-matched sibling donor in Japan. Bone Marrow Transplant 2013; 48: 657-660.
3) Hayakawa F, Sakura T, Yujiri T, et al. Markedly improved outcomes and acceptable toxicity in adolescents and young adults with acute lymphoblastic leukemia following treatment with a pediatric protocol: a phase II study by the Japan Adult Leukemia Study Group. Blood Cancer J 2014; 4: e252.

（加藤　元博）

2 リンパ節が腫大している

To Do

➡ リンパ腫およびほかの悪性腫瘍による症状である可能性を考慮する.
➡ 触知できるリンパ節のすべてが必ずしも病的な腫大ではないことに留意する.
➡ 病的に腫大したリンパ節の大部分は悪性腫瘍以外が原因であることに留意する.
➡ 一般に，リンパ節の径が頸部，腋窩では 1 cm，鼠径部では 1.5 cm を超える場合にリンパ節腫大と判定する.
➡ 注意深い問診と丁寧な全身の診察により，正しい診断が示唆される.
➡ 慢性または進行性，全身症状を伴う，感染症以外の病因が疑われる鎖骨上窩リンパ節腫大で，より侵襲の小さい検査で診断に至らない場合にリンパ節生検を検討する.
➡ リンパ節生検においては鑑別診断に応じた適切な検体処理が求められる.
➡ リンパ節生検を行っても診断に至らない可能性を認識する.
➡ 悪性腫瘍を疑うリンパ節生検は専門施設で行われることが望ましい.

Not To Do

✖ 不要な侵襲的検査を行わない.

1. リンパ節腫大とは？

- リンパ節は全身に分布しているリンパ管の途中に位置し，主にリンパ球と組織球により構成され，異物，細菌，ウイルス，各種抗原物質に対する免疫反応の場である.
- リンパ節腫大は，免疫反応によるリンパ球や組織球の増殖，好中球，悪性腫瘍細胞の浸潤により生じる.
- リンパ節は体表から触知可能な頸部，腋窩，鼠径部などの表在リンパ節と，縦隔，腹部傍大動脈，腸間膜，腸骨領域などの深部リンパ節に分類される.
- 小児において表在リンパ節を触知することは珍しくない．一方，新生児においては通常触知しない.
- 一般に，リンパ節の径が頸部，腋窩では 1 cm，鼠径部では 1.5 cm を超える場合にリンパ節腫大と判定する．ただし 1 cm を超える生理的腫大もしばしば経験される.
- 鎖骨上窩のリンパ節腫大は異常と考える．左側（Virchow's）は神経芽腫などの腹腔内の腫瘍

の転移，右側は胸腔内の病変を示唆する．

> **Essence**
> 小児では成人と比べてリンパ節を触知することが多いが，ほとんどが生理的な反応性リンパ節腫大である．まずはそのリンパ節腫大が病的なものなのかを見極める．

2. リンパ節腫大に対するアプローチ

1) まずは，注意深い問診と丁寧な全身の診察

a. 腫れているのはリンパ節か？
- 頸部にはリンパ節以外の腫瘤（頸肋，甲状舌管嚢胞，鰓溝嚢胞・瘻孔，水滑液嚢腫，甲状腺腫・甲状腺炎・甲状腺膿瘍，胸鎖乳突筋腫瘤，神経線維腫）を触れることがしばしばある．

b. 限局性，全身性リンパ節腫大か？
- 連続しない3領域以上のリンパ節腫大は全身性リンパ節腫大と判定する．さまざまな全身疾患に起因し，身体所見でほかの臓器の異常を伴うことが多い．
- 限局性リンパ節腫大は当該領域における感染症，悪性腫瘍であることが多い．

c. リンパ節腫大の特徴は？
- 急性感染症に関連するリンパ節腫大は通常痛みを伴い，リンパ節を覆う皮膚に発赤，熱感を伴うことがある．
- 頸部のリンパ節が腫大している小児の多くはウイルス感染症を示唆する病歴，身体所見を伴う．
- 細菌感染症では発熱を伴い，液体貯留による波動性を認めることがある．
- 結核性リンパ節炎は無痛性で徐々に進行する．
- 慢性感染症ではこれらの所見は明らかでないことが多い．
- 無痛性で硬く可動性の乏しいリンパ節腫大では，ほかに症状，所見が明らかでなくても悪性腫瘍の鑑別を考慮する．

d. 病歴などに手がかりは？
- 既往歴，服薬歴のほかに，ペット飼育，結核患者との接触，性感染症の可能性などに関する病歴が診断に役立つこともある．
- リンパ節腫大に関連する症状として体重減少，盗汗などが知られている．
- 頸部のリンパ節腫大で悪性腫瘍を疑う場合，6歳未満では白血病，神経芽腫，非Hodgkinリンパ腫，横紋筋肉腫の頻度が高い．

2) 限局性リンパ節腫大の評価
- 感染症，悪性腫瘍の診断を念頭に置いて鑑別診断を進める．**表1**にリンパ節腫大と関連する疾患を，**図1**に評価のフローチャート例を示す．
- 波動性（液体貯留による），強い痛み，リンパ節を覆う皮膚の発赤・熱感は化膿性病変の徴候である．
- 細菌感染による化膿性病変では発熱を伴い，全身状態が悪化することが多く，起因菌はA群溶連菌，黄色ブドウ球菌の頻度が高い．
- 液体貯留を伴う病変に対しては，抗菌薬による治療開始前に穿刺・吸引による細菌学的検査・

表1 限局性リンパ節腫大に関連する疾患

頸部	耳咽頭感染（ウイルスあるいはA群溶連菌，ブドウ球菌），頭皮感染，抗酸菌性リンパ節炎（結核，非結核性抗酸菌），ウイルス感染症（EBV, CMV, HHV-6），猫ひっかき病，トキソプラズマ症，川崎病，甲状腺疾患，亜急性壊死性リンパ節炎，洞組織球症，自己免疫性リンパ増殖症候群
耳介前部	結膜炎やその他眼の感染症，眼リンパ節型野兎病，猫ひっかき病，顔面蜂巣炎，中耳炎，ウイルス感染症（特に風疹，ヒトパルボウイルス）
鎖骨上窩	縦隔の悪性腫瘍あるいは感染症（右），腹腔内悪性腫瘍の転移（左），リンパ腫，結核
滑車上部	上肢の感染症，猫ひっかき病，リンパ腫，サルコイドーシス，梅毒
鼠径部	尿路感染症，性病（特に梅毒，鼠径リンパ肉芽腫症），その他周辺の感染症，下肢の化膿性感染，ペスト
肺門部（触知しない・胸部単純X線で検出）	結核，ヒストプラズマ症，酵母菌症，コクシジオイド症，白血病，リンパ腫，Hodgkinリンパ腫，悪性腫瘍の転移，サルコイドーシス，Castleman病
腋窩	猫ひっかき病，上肢・胸壁感染症，胸壁の悪性腫瘍，白血病，リンパ腫，ブルセラ症
腹部	悪性腫瘍，腸間膜リンパ節炎

EBV：Epstein-Barrウイルス，CMV：サイトメガロウイルス，HHV-6：ヒトヘルペスウイルス6型
(Tower II RL, Camitta BM：Lymphadenopathy. Nelson Textbook of Pediatrics, 19th Edition. Elsevier, 2011：1784より改変)

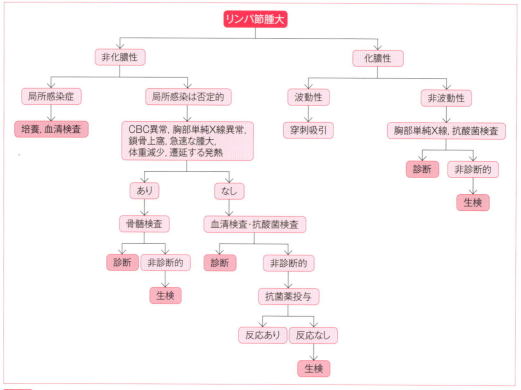

図1 限局性リンパ節腫大の評価のフローチャート
CBC：全血算
(Pizzo PA, Poplack DG(eds)：Principles and Practice of Pediatric Oncology, 6th Edition. Lippincott Williams & Wilkins, 2010：128より改変)

診断を考慮すべきである．
- 全身状態が比較的保たれ，皮膚に固定されたような化膿性病変は，抗酸菌による感染症，あるいは猫ひっかき病を疑わせる．
- 非化膿性病変の場合には，感染症を示唆する病歴，症状，身体所見（病原体の侵入門戸となる傷など）を評価する．

- 悪性腫瘍では，病変はより大きく無痛性で硬く・弾力があり，可動性に乏しく急速に増大することが多い．
- 問診，診察で病因が不明瞭な場合には，末梢血血球数検査，胸部単純X線撮影，抗酸菌検査（ツベルクリン反応など），ウイルス感染（Epstein-Barr（EB）ウイルス，サイトメガロウイルスなど）に関連する血清学的検査を考慮する．
- 明らかな血球減少，塗抹標本における異常細胞，胸部単純X線における腫瘤病変を認める場合には，骨髄検査を考慮する．
- 骨髄検査により診断に至らない場合には，速やかにリンパ節生検を適応する．
- 末梢血血球数，胸部単純X線，抗酸菌検査，血清学的検査に異常を認めず，リンパ節の急速な増大を認めない場合には，抗菌薬による1〜2週の治療を考慮する．
- リンパ節が急速に増大する場合，抗菌薬による治療で縮小を認めない場合にはリンパ節生検の適応である．

3）全身性リンパ節腫大の評価

- 全身性リンパ節腫大の原因は全身性感染症，播種・転移を伴う悪性腫瘍，自己免疫疾患，薬剤によるリンパ節の過形成，代謝疾患が考えられる．**表2**に年齢，頻度と関連する疾患を示す．
- 全身性リンパ節腫大の鑑別診断には（限局性リンパ節腫大と比較して）より多くの評価を要することが多い．
- 伝染性単核症，薬剤によるリンパ節の過形成などにおいては，典型的な臨床像が診断を示唆することがある．
- 多くの全身性リンパ節腫大においては，初診時にその原因は明らかでない．
- 問診，診察で病因が不明瞭な全身性リンパ節腫大の評価は，限局性リンパ節腫大と同様に末梢血血球数検査，胸部単純X線撮影から始める．
- 明らかな血球減少，塗抹標本における異常細胞，胸部単純X線における腫瘤病変を認める場合には，骨髄検査を検討する．
- 白血病，骨髄浸潤を伴う非Hodgkinリンパ腫の多くは骨髄検査で診断される．
- リンパ系腫瘍が疑われるものの，骨髄検査で診断に至らない場合にはリンパ節生検を行う．
- 末梢血血球数検査，胸部単純X線に異常を認めない場合には，リンパ節生検を含む侵襲的検査は，鑑別診断のためのほかの検査の結果を待った後が原則である．

> **Essence**
>
> ほかの検査で診断に至らない場合のリンパ節生検の適応は以下である．
> ①慢性または進行性，全身症状を伴う感染症以外の病因が疑われる．②2.5cm以上のリンパ節で，感染症以外の病因が疑われる．③鎖骨上窩のリンパ節腫大．④全身症状を伴う．

4）リンパ節腫大の評価のための検査

a. 血液検査

- 末梢血血球数（白血球分画を含む）のほか，LDH，ESR，CRPなどの評価が一般的である．
- 好中球数の増加を認める場合には，細菌感染症，炎症性疾患を考える．
- リンパ球の増加・減少，あるいは異型リンパ球を認める場合には，ウイルス感染症を考える．

- 明らかな血球減少，塗抹標本における異常細胞を認める場合には，白血病などを考え骨髄検査を検討する．
- 血球貪食性リンパ組織球症，亜急性壊死性リンパ節炎，全身性エリテマトーデス（systemic lupus erythematosus：SLE）など悪性腫瘍以外の原因でも2系統以上の血球減少を生じることがある．
- 赤血球沈降速度の亢進，CRP値の上昇は一般に非特異的である．
- LDH値はウイルス感染，亜急性壊死性リンパ節炎などで軽度上昇し，悪性腫瘍では著しく上昇することがある．LDHが正常値でも悪性腫瘍を否定することはできない．
- 臨床像に応じて，ウイルス抗体価（EBウイルス，サイトメガロウイルス，ヒト免疫不全ウイルス（human immunodeficiency virus：HIV）など），自己抗体，血清補体価，細菌学的検査（抗酸菌検査を含む）などの評価により，鑑別診断をすすめる．
- 可溶性インターロイキン2受容体（soluble interleukin-2 receptor：sIL-2R）は非Hodgkinリンパ腫で著しい高値を示すことがあり，リンパ腫の腫瘍マーカーとして診断補助，治療効果判定に用いられることがある．ただし，非Hodgkinリンパ腫でもsIL-2R値の上昇を認めないことがある．
- sIL-2R値上昇の疾患特異性は高くなく，自己免疫疾患，ウイルス感染，血球貪食性リンパ組織球症などにおいて観察され，腎機能低下によっても上昇する．
- 白血病，骨髄浸潤を伴う非Hodgkinリンパ腫を積極的に疑う骨髄検査は，確定診断，およびその後の治療に必要な評価のための適切な検査項目の選択，検体処理が求められることから，専門施設で行われることが望ましい．

b. 画像検査

- 胸部単純X線，超音波検査，CT，MRIによる評価が一般的である．
- 胸部単純X線で縦隔に腫瘤病変を認める場合には，リンパ腫などの悪性腫瘍の鑑別診断をすすめる．
- 触診で病変がリンパ節であるか，ほかの臓器であるか判別が困難な場合には，超音波検査による評価が有用である．
- リンパ節腫大に対する超音波検査では，リンパ節の大きさと形態，内部構造（既存構造の維持の有無，充実／嚢胞性の判別）などの情報が得られる．
- 反応性リンパ節腫大など免疫学的機序によるリンパ節腫大では，リンパ節の皮質は薄く，リンパ門などの既存構造は保たれ，ドプラ法でリンパ門からの分枝状の血流が観察される．
- 悪性腫瘍のリンパ節転移では，リンパ門などの既存構造は破壊され，内部は不均質，あるいは低輝度を示し，ドプラ法で不規則な血管の分枝が観察される．
- リンパ腫，白血病では，反応性と悪性腫瘍性の中間の所見を示すことが多く，リンパ節周囲の浮腫性変化は特徴的とされる．
- 禁忌でない限り，CT，MRIは造影検査が望ましい（→ **Memo1** 参照）．

c. リンパ節生検

- リンパ節生検は侵襲を伴う検査であり，出血，感染，部位により神経損傷などのリスクを伴い，小児では多くの場合に全身麻酔を要することから，適応は慎重に決定されなければならない

表2 全身性リンパ節腫大に関連する疾患

	乳児	小児	思春期
頻度の高い原因	梅毒，トキソプラズマ症，CMV，HIV	ウイルス感染症，EBV，CMV，HIV，トキソプラズマ症	ウイルス感染症，EBV，CMV，HIV，トキソプラズマ症，梅毒
まれな原因	Chagas病，先天性白血病，先天性結核，細網内皮症，リンパ増殖症，代謝疾患，組織球症	血清病，SLE，JIA，白血病/リンパ腫，結核，麻疹，サルコイドーシス，真菌感染症，ペスト，LCH，慢性肉芽腫症，洞組織球症，薬剤性	血清病，SLE，JIA，白血病/リンパ腫/Hodgkinリンパ腫，リンパ増殖症，結核，ヒストプラズマ症，サルコイドーシス，真菌感染症，ペスト，薬剤性，Castleman病

CMV：サイトメガロウイルス，EBV：Epstein-Barrウイルス，HIV：ヒト免疫不全ウイルス，SLE：全身性エリテマトーデス，JIA：若年性特発性関節炎，LCH：Langerhans細胞組織球症
(Tower II RL, Camitta BM：Lymphadenopathy. Nelson Textbook of Pediatrics, 19th Edition. Elsevier, 2011：1784 より改変)

(本項中 2-2)「限局性リンパ節腫大の評価」，2-3)「全身性リンパ節腫大の評価」などを参照).
- 末梢血所見に異常を認める場合には骨髄検査を優先する．
- リンパ腫などで，胸水，あるいは腹水中に評価可能な割合の腫瘍細胞を認める場合には，これらを診断材料とすることが可能である．
- リンパ節生検に際しては，最低限の侵襲による方法を選択すべきである．
- 針生検では十分な診断材料を採取できない可能性が低くないことを認識しなければならない．
- 複数のリンパ節が集簇している場合には，中心部にある最も大きなリンパ節から可能な限り大量の組織を採取することが望ましい．
- 必要に応じて病理医による迅速診断体制のもとでリンパ節生検を行う．
- 診断に必要な免疫組織染色，病原体などの培養，染色体・遺伝子検査などの解析を行うためには摘出された腫瘍検体を適切に処理，保存しなければならない．
- 悪性腫瘍を積極的に疑うリンパ節生検は，確定診断およびその後の治療に必要な評価のための適切な検査項目の選択，検体処理が求められることから，専門施設で行われることが望ましい．

Essence

リンパ節生検に際しては，最低限の侵襲による方法を選択すべきである．採取された検体の検査項目の選択，検体処理に適切な対応が求められる．悪性腫瘍を積極的に疑うリンパ節生検は専門施設で行われることが望ましい．

Memo 1

リンパ腫を疑うリンパ節腫大の評価にFDG-PET (fluorodeoxyglucose-positron emission tomography) scanは必要か？
① 本項執筆時（2017年5月）まで，小児リンパ腫の診断におけるFDG-PET scanによる評価の経験は十分でない．
② 結果の解釈には慎重な姿勢が求められ，少なくともFDG-PET scanのみの結果に基づいた診断，病期の変更は推奨されない．

3. リンパ節腫大をきたす疾患

1) 感染症

a. 感染症などに伴う反応性リンパ節腫大
- 皮膚病変，う歯などに伴う所属リンパ節の反応性腫大．

b. ウイルス感染
- 無痛性，両側性が多く，発熱や皮疹，肝脾腫を伴うこともある．
- 主な原因ウイルスはEBウイルス，サイトメガロウイルス，HIV，麻疹ウイルス，風疹ウイルスなどである．

c. 伝染性単核症
- EBウイルスの初感染による症状であり，発熱，咽頭扁桃炎，リンパ節腫大，発疹，肝脾腫などを生じ，思春期から若年青年層に好発する．
- 血液検査で異型リンパ球の増加，肝機能障害を認め，EBウイルス抗体価の上昇により確定診断する．

d. 化膿性リンパ節炎
- 片側性で自発痛や圧痛があり，やわらかく，周囲は浮腫状で皮膚に発赤・熱感を伴うことが多い．膿瘍を形成すると波動を触知する．
- 起因菌は黄色ブドウ球菌，A群溶連菌が多い．
- 抗菌薬による治療開始前に穿刺・吸引による細菌学的検査・診断を考慮すべきである．

e. 腸間膜リンパ節炎
- 主に回盲部の腸間膜リンパ節が腫大し，エルシニア感染に伴うことがある．

f. 猫ひっかき病
- バルトネラ菌（*Bartonella henselae*）の感染により発症する（抗体価の測定が診断に有用）．
- 受傷の3日～2週後に受傷部の皮膚に紅斑，膿疱を形成し，2～4週後に所属リンパ節の腫大を生じる．発熱，関節痛，肝臓や脾臓に肉芽腫性病変を伴うこともある．
- 小児に多く，数週～数か月の経過で，大部分は無治療で治癒する．

g. 結核性リンパ節炎
- 結核の既往者，および初感染のいずれにもみられ，数か月～1年にわたる慢性的な無痛性の頸部リンパ節腫大が多い．
- ツベルクリン反応検査あるいはクォンティフェロン検査，塗抹検査，分離培養，PCR検査，病理組織学的検査などで総合的に確定診断する．

h. BCG接種後のリンパ節腫大
- BCG接種後1～3か月ころに接種した側の腋窩リンパ節腫大を生じる（1％前後の発症頻度）．
- 通常全身症状はなく，時に排膿を伴うこともあるが，大部分は無治療で消退する．

2) 川崎病
- 乳幼児に好発する全身性の血管炎症候群であり原因の詳細は明らかでない．
- 5日間以上続く発熱，非化膿性頸部リンパ節腫大，眼球結膜充血，口唇紅潮・いちご舌，不定形発疹，手掌紅斑・硬性浮腫を主要症状とする．

- 第 9 病日を過ぎると冠動脈病変の発症率が増加するとされ，適切な時期の診断，治療が求められる．

3）亜急性壊死性リンパ節炎（組織球性壊死性リンパ節炎・菊池病）
- 原因の詳細は明らかでなく女性に好発し，しばしば発熱を伴い，時に遷延する経過を示すリンパ節炎で，特徴的な病理組織像を示す．
- リンパ節腫大は頸部に限局し，多くは有痛性，片側性である．
- 多くは 1〜2 か月の経過の後に無治療で消退するが，遷延する症状に対しステロイドが使用されることもある．

4）自己免疫疾患
- 小児では若年性特発性関節炎（juvenile idiopathic arthritis：JIA），SLE などが主な疾患である．

5）免疫不全症
- 免疫不全症では，反復性，あるいは遷延するリンパ節腫大を認めることがある．
- 免疫不全症は稀少な疾患であり，診断には特殊な検査を要することが少なくない．免疫不全症を疑う場合には専門施設に相談することが望ましい．
- 後天性免疫不全症候群（acquired immunodeficiency syndrome：AIDS）は HIV の感染により発症する免疫不全症であり，感染初期に，発熱，咽頭痛，筋肉痛，皮疹，リンパ節腫大を生じることがある．発症後には，適切な治療が行われない場合に，重篤な全身性免疫不全により日和見感染症やリンパ腫などの悪性腫瘍を生じる．

6）薬剤性過敏症症候群
- 薬剤性過敏症症候群は Stevens-Johnson 症候群，中毒性表皮壊死症と並ぶ重症型の薬疹であり，紅斑・紅皮症のほか，発熱，肝機能障害，白血球数の増加・白血球分画の異常，全身のリンパ節腫大を生じることがある．
- 推定原因薬剤は，フェニトイン，カルバマゼピン，ゾニサミド，フェノバルビタールなどの抗てんかん薬のほか，アロプリノール，サラゾスルファピリジン，ミノサイクリン，メキシレチンなどが知られ，投薬後 2〜6 週以内に発症することが多い．

7）悪性腫瘍
- 6 歳未満の頸部病変では，白血病，神経芽腫，非 Hodgkin リンパ腫，横紋筋肉腫，7〜13 歳では非 Hodgkin リンパ腫，Hodgkin リンパ腫，横紋筋肉腫の頻度が高い．
- Hodgkin リンパ腫におけるリンパ節腫大は頸部の連続性病変が多い．縦隔リンパ節などに径 10 cm 以上の巨大な病変（bulk disease）を生じることがある．
- 小児の非 Hodgkin リンパ腫の大部分は，Burkitt リンパ腫，びまん性大細胞型 B 細胞リンパ腫，リンパ芽球性リンパ腫，未分化大細胞型リンパ腫のいずれかの病型に分類される．
- 成熟 B 細胞の免疫表現型を示す Burkitt リンパ腫，びまん性大細胞型 B 細胞リンパ腫におけるリンパ節腫大は，腹腔内，Waldeyer 咽頭輪の病変が多い．非リンパ節病変の頻度も高い．
- T 細胞の免疫表現型を示すリンパ芽球性リンパ腫におけるリンパ節腫大は，縦隔，頸部の病変が多い．
- 未分化大細胞型リンパ腫におけるリンパ節腫大の部位はさまざまであり，皮膚，軟部組織など

- の非リンパ節病変の頻度も高い．
- 急性リンパ性白血病におけるリンパ節腫大は通常，無痛性で，限局性・全身性のいずれも観察される．
- Langerhans細胞組織球症（Langerhans cell histiocytosis：LCH）におけるリンパ節腫大は，皮膚，骨，下垂体，肝，脾，肺などほかの臓器の病変とともに認めることが多い．
- 造血器以外に由来する小児の悪性腫瘍におけるリンパ節腫大は転移病変が大部分である．

✉ こんなときは専門医へ

- 小児の悪性腫瘍，免疫不全症は稀少な疾患であり，一般的な医療施設における診断，治療の経験は限られる．また，致命的な経過を生じ得る疾患であり，適切な時期に正確な診断が行われ，妥当な治療選択肢の提示が求められる．これらの疾患を疑ったら専門施設に相談する．
- 小児の悪性腫瘍の診断においては，一般的な病理組織診断のみでなく，腫瘍細胞の分子生物学的な特徴の評価が，予後の予測，治療選択の根拠に求められることが少なくない．悪性腫瘍を疑うリンパ節生検は専門施設で行われることが望ましい．
- 小児のリンパ腫，白血病，神経芽腫などにおいては，初診時に悪性腫瘍に関連する緊急対応を要する病態（oncologic emergency）を生じていることがある．呼吸，循環，代謝，神経学系などに異常を認める場合には，専門施設に緊急搬送する．

患児・保護者への説明のポイント

- リンパ節腫大の原因と評価方法の概要を，理解しやすい言葉で説明する．
- 経過観察を始める場合には受診スケジュールを提示し，どの時期に，どのような変化を生じたら，どのような対応が予測されるか説明する．
- 検査を計画する場合には，検査により得られることが期待される情報と，その結果に基づく対応を説明する．侵襲的な検査の場合には，検査に伴うリスクと，検査結果を得ることによるベネフィットのバランスを説明し理解を求める．
- 検査結果を得るまでに時間を要する場合には，検査に要する時間，結果を得るまでに病態が変化した場合の対応をあらかじめ説明する．
- 経過，検査所見により専門施設に紹介する可能性がある場合にはあらかじめ説明する．

文献

- Tower II RL, Camitta BM：Lymphadenopathy. Nelson Textbook of Pediatrics, 19th Edition. Elsevier, 2011.
- Pizzo PA, Poplack DG（eds）：Principles and Practice of Pediatric Oncology, 6th Edition. Lippincott Williams & Wilkins, 2010.
- Lanzkowsky P：Lymphadenopathy and Splenomegaly. Manual of Pediatric Hematology and Oncology, 5th Edition. Academic Press, 2011.
- Esrlin EJ, Gilbertson RJ, Wynn RF：Non-hodgkin's Lymphoma. Pediatric Hematology and Oncology：Scientific Principles and Clinical Practice. Wiley-Blackwell, 2010.

（松岡　明希菜，森　鉄也）

3 貧血を鑑別したい

To Do

➡ 赤血球数の低下があれば，まず緊急性があるかどうかを考える．急激な赤血球の減少は致死的となる．
➡ 鑑別を考えるには患者の年齢，性別，病歴，身体所見を正確に把握する．
➡ 血液検査では，MCV，MCHC，RDW のみならず赤血球の形態を確認する．
➡ ほかの血球も把握する．白血球，血小板に異常があるかないかは鑑別に重要である．

Not To Do

✗ 緊急性のある貧血を見逃さない．出血や無形成発作（aplastic crisis）による心不全症状を見逃さない（→Memo 1 参照）．
✗ 白血病，血球貪食性リンパ組織球症などの重症疾患を見逃さない．

1. 貧血とは？

- 貧血は，循環赤血球またはヘモグロビン（Hb）量の低下した状態を指す．Hb 値の基準は年齢，性別，人種で異なるが，目安として Hb 値が新生児では 13.0 g/dL，乳幼児で 11.0 g/dL，学童では 12.0 g/dL 以下が一般的に用いられている．WHO による貧血の基準値は 6〜59 か月で 11.0 g/dL 以下，5〜11 歳で 11.5 g/dL 以下，12〜14 歳で 12.0 g/dL 以下，15 歳以上で非妊娠時の女性は 12.0 g/dL 以下，妊娠時は 11.0 g/dL 以下，男性は 13.0 g/dL 以下である．

- 貧血では，赤血球の減少により酸素を臓器に十分に供給できなくなる．その結果，臨床症状として動悸，息切れ，めまい，易疲労性を自覚する．急に進行する貧血はショックを引き起こす．慢性的な貧血では症状に乏しい．身体所見から貧血の原因を推定することができる．例えば溶血性貧血では黄疸，血球貪食症候群や白血病では肝脾腫，遺伝性骨髄不全症候群では指骨異常などの外表奇形を伴うことが多い．

- 貧血の病因は極めて多岐にわたる．貧血自体が主な疾患の場合もあるが，ほかの疾患に併発して二次的に Hb の低下をきたすこともある．

2. 貧血をきたす疾患

- 貧血の鑑別をあげられるようになるためには，貧血をきたす疾患を知らなければならない．以下に小児の貧血をきたす代表的な疾患を記す．

1）鉄欠乏性貧血

- 一般診療において小児の貧血で最も多くみられる．鉄欠乏性貧血は鉄の需要と供給のバランスが負に傾き鉄欠乏に陥ると発症する．
- 乳児後期と思春期で頻度が高い．乳児期は身体の成長が著しいため鉄の消費が激しく，離乳食の進みが芳しくなかったり，鉄の絶対量が少ない母乳栄養のみで栄養される期間が長いと，鉄の摂取が不十分で鉄欠乏性貧血になりやすい．また，低出生体重児や早産児などでは鉄が十分に蓄えられずに出生するために，生後4〜5か月で鉄欠乏性貧血になることがある．これを未熟児後期貧血という．
- 鉄欠乏性貧血は思春期の女子に多くみられる．これは成長期であることと，月経による鉄の漏出が原因である．
- 鉄欠乏性貧血は緩徐に進行するため自覚症状に乏しい．進行すれば他覚症状として皮膚や口唇，眼瞼結膜が蒼白，口内炎，舌の萎縮，爪の変形がみられる．
- 血液検査では小球性低色素性貧血であり，血清鉄と血清フェリチン値の低下，総鉄結合能（TIBC）の上昇がみられる．治療は鉄剤の投与および食事療法である．鉄剤投与での貧血改善は，診断の確定の意味もある．

2）慢性疾患に伴う貧血

- 各種の感染症や膠原病などの長期間にわたり炎症を伴う疾患でみられる貧血をACD（anemia of chronic disorders）と呼ぶ．ヘプシジンにより網内系からの鉄の放出が阻害され鉄の再利用がうまくいかないこと，または炎症などによりエリスロポエチンの産生を抑制することが原因とされている．
- 貧血の程度により通常の貧血の症状をきたすが，特異的な症状はない．血液検査では，網内系に残存している鉄を反映して血清フェリチン値が上昇する．赤血球は正球性または小球性であり，血清鉄の低下とTIBCの低下がみられる．
- 原疾患の改善とともに貧血が改善することが多いので，原疾患の治療を優先する．

3）再生不良性貧血

- 汎血球減少と骨髄低形成を主徴とする疾患群である．小児の再生不良性貧血の10％がFanconi貧血（Fanconi anemia：FA）や先天性角化不全症（dyskeratosis congenital：DKC）な

Memo 1　Aplastic crisis

症例は3歳女児，遺伝性球状赤血球症でフォローしていた．入院3日前に発熱し入院前日に近医を受診した．そのときのHb 9.8 g/dLであった．翌日にはHb 4.5 g/dLに低下しており当院へ緊急入院となった．赤血球を輸血してHbの改善がみられた．貧血があるにもかかわらず網赤血球の増加はなく，またヒトパルボウイルスB19 IgM陽性であり，同ウイルスによる無形成発作（aplastic crisis）と考えられた．ヒトパルボウイルスは赤芽球系前駆細胞に感染し，造血障害を起こす．周囲で伝染性紅斑が流行しているときは無形成発作（aplastic crisis）に注意をして，急激な貧血とそれに伴う頻脈と呼吸苦があれば心不全症状を疑い，速やかに輸血を行う．

どの遺伝性骨髄不全症候群である．後天性再生不良性貧血の10%が肝炎に続発した再生不良性貧血である．
- 原因が明らかでないとされている特発性再生不良性貧血では，免疫抑制薬に半数以上の患者が反応することから，免疫機序による造血障害の可能性が示唆されている．
- 汎血球減少に基づきさまざまな症状がみられる．ときには血小板減少のみが先行し免疫性血小板減少症と診断され，後ほど再生不良性貧血と診断されることもある．好中球の減少は感染症のリスクである．
- 末梢血での汎血球減少に加えて骨髄穿刺で造血能の低下が証明されれば再生不良性貧血を疑う．骨髄の細胞緻密の検討には骨髄生検による病理学的検討が必須である．
- 再生不良性貧血と低形成骨髄異形成症候群の鑑別は容易ではなく，血球形態の異常と染色体検査が重要である．小児の骨髄異形成症候群ではモノソミー7やトリソミー8の染色体異常が多い．遺伝性再生不良性貧血の鑑別として，FAでは染色体脆弱性試験が陽性であり，DKCでは血球テロメア長の著しい短縮がみられる．
- 再生不良性貧血の治療は，重症度によって免疫抑制薬か同種骨髄移植が選択される．

4）遺伝性骨髄不全症候群

- 遺伝性骨髄不全症候群は特徴的な外表奇形や内臓奇形を伴い，多くが同様の症状の家族歴があり，造血幹細胞の増殖・分化が障害され，何らかの血球減少をきたす症候群である．汎血球減少を伴うFA，DKCと赤血球系の減少を伴うDiamond-Blackfan貧血（Diamond-Blackfan anemia：DBA）について概要を述べる．

①FAは臨床像として汎血球減少，皮膚の色素沈着，外表奇形，低身長，性腺機能障害を伴う．スクリーニング検査として末梢血リンパ球を用いた染色体断裂試験を行う．

②DKCは皮膚の網状色素沈着，爪の萎縮，口腔内白斑，頭髪や歯牙の異常に汎血球減少を伴う．末梢血を用いた血球テロメア長測定で著明な短縮がみられる．

③DBAは低身長，口唇口蓋裂，拇指の異常，頸部の異常，心奇形などの身体所見を呈する．好中球や血小板の減少を認めない大球性（または正球性）貧血，網赤血球の減少，赤芽球前駆細胞の消失を伴う正形成骨髄所見を認める．

5）遺伝性溶血性貧血

- 遺伝性溶血性貧血の多くは赤血球の異常であり，赤血球膜蛋白異常症，赤血球酵素異常症，異常ヘモグロビン症で半分近くを占める．赤血球の異常により崩壊が起こり，骨髄では赤芽球が増加し貧血を補おうとする．

a. 赤血球膜異常症

- 相談先・検査依頼先についてはⅤ-3「専門医への紹介の仕方と全国の専門施設」を参照．
- 赤血球膜蛋白異常症，赤血球膜脂質異常症，糖鎖異常症の3つに分類される．赤血球膜蛋白異常症で最も頻度が高いのは遺伝性球状赤血球症（hereditary spherocytosis：HS）であり，赤血球浸透圧抵抗は低下する．末梢血塗抹標本所見では中央淡明（central pallor）がみられない球状の赤血球がみられる．
- 脾臓を通過するときに赤血球膜の異常のため，脾臓内で破壊され溶血される．
- 赤血球膜蛋白異常症では，ほかに遺伝性楕円赤血球症（hereditary elliptocytosis：HE）や

遺伝性口唇赤血球症（hereditary stomatocytosis）があげられる．赤血球膜脂質異常症は遺伝性βリポ蛋白異常症，糖鎖異常症は先天性赤血球生成不全性貧血Ⅱ型があげられる．

b．赤血球酵素異常症

- 赤血球酵素異常症は，赤血球の寿命を維持するために必要な赤血球内にある代謝酵素の異常である．世界的にはグルコース-6-リン酸脱水素酵素（glucose-6-phosphate dehydrogenase deficiency：G6PD）異常症の頻度が最も高い．日本ではピルビン酸キナーゼ（pyruvate kinase：PK）異常症がG6PD異常症と同程度の発症数である．赤血球酵素異常症は血管外溶血をきたす．
- 血液検査では正球性〜大球性であり奇形は少ない．G6PD異常症では赤血球内にHeinz小体がみられる．診断にはG6PD，PK活性を測定する．

c．血色素異常症（異常ヘモグロビン症，サラセミア）

- 異常ヘモグロビン症とはグロビン遺伝子の異常により生じるヘモグロビンの質的異常（アミノ酸置換など）で，サラセミアは正常グロビンの量的産生の不均衡により生じる異常のことである．
- 異常ヘモグロビン症で最も多いのはHbS（$β^s$）である．そのホモ接合体や複合ヘテロ接合体は鎌状赤血球貧血とよばれる．熱帯地方に多い．わが国では異常ヘモグロビン症は少ない．症状は溶血性貧血，多血症，チアノーゼであり，HbA1cの測定で血糖と不釣り合いな値では異常ヘモグロビン症を疑い，精査が必要となる．
- サラセミアはα-グロビンの産生が低下する場合はα-サラセミア，β-グロビンが低下する場合はβ-サラセミアと呼ばれる．重症型では溶血性貧血をきたす．検査では小球性赤血球症を呈する．鉄欠乏性貧血ではない小球性貧血はサラセミアを疑う．

6) 自己免疫性溶血性貧血

- 自己免疫性溶血性貧血（autoimmune hemolytic anemia：AIHA）は後天性免疫性溶血性貧血の1つである．特発性のものと二次性のものがある．自己赤血球に対し自己抗体が産生されるために溶血を起こし，貧血をきたす．至適温度域が体温付近の温式抗体と4〜15℃が至適温度の冷式抗体の2つがある．温式AIHAの大多数が直接Coombs試験陽性であり，冷式AIHAはIgMクラスの抗体による寒冷凝集素症とIgGクラスの抗体による発作性寒冷ヘモグロビン尿症がある．

7) 微小血管障害性溶血性貧血

- 物理的な機序による溶血性貧血である．
- 播種性血管内凝固（disseminated intravascular coagulation：DIC）は敗血症や白血病などを背景に二次的に発症する．著しい凝固活性化により血管内の血小板凝集やフィブリンの析出による微小血栓が起こり，これらに赤血球が巻き込まれ溶血が起こる．末梢血で破砕赤血球，ヘルメット状赤血球，小型赤血球がみられる．凝固検査ではFDP，D-ダイマーの上昇がみられる．
- 溶血性尿毒症症候群（hemolytic uremic syndrome：HUS）は急激に発症する溶血性貧血，血小板減少および急性腎不全の3主徴を以て診断する．血小板血栓による細小血管の閉塞があり，虚血性，壊死性の臓器障害として急性腎不全に至る．

- 血栓性血小板減少性紫斑病（thrombotic thrombocytopenic purpura：TTP）は von Willebrand 因子（von Willebrand factor：VWF）切断酵素（a disintegrin-like and metalloproteinase with thrombospondin type 1 motifs 13：ADAMTS13）活性低下が発症を誘発している．先天性 TTP は Upshaw-Schulman 症候群として知られ，新生児期に交換輸血，以後は新鮮凍結血漿の輸血を必要とする．
- TTP と腎症状優位の HUS を包括して病理学的診断名として血栓性微小血管障害症（thrombotic microangiopathy：TMA）と呼ばれる．

Essence

貧血を発症する疾患は多岐にわたる．赤血球の産生障害，破壊亢進または喪失と貧血の原因の病態を考えると整理しやすい．

3. 貧血の鑑別をすすめる

- では貧血の患者が来たらどのように鑑別をすすめていくか？　貧血の鑑別には，問診，診察によりある程度の疾患をあげて，それから確定診断のための検査を行う．

1) 新生児期の貧血鑑別

- まず，新生児期の貧血はほかの年齢と鑑別が異なるので先に述べておく．
- 赤血球数，Hb 値，ヘマトクリット（Ht）値は新生児期に最高であり，生後 8〜9 週に最低となる．以後は徐々に増加して成人の値に近づく．早期新生児期（第 7 生日まで）は静脈血で Hb 値 13.0 g/dL 以下，生後 2 か月までは 10.0 g/dL 以下を貧血とする．早産児，低出生体重児ではエリスロポエチン産生が低いことと，出生時の鉄貯蔵量が少ないために貧血になる．低出生体重児では，生後 1〜3 か月まで Hb 値 8.0 g/dL 以下を病的貧血とみなす．
- 頻度が高いのは免疫学的溶血性貧血（Rh or ABC 不適合）であり，これは母児間に血液型不一致があり，母体が胎児赤血球のみが持つ血液型抗原に感作された結果生じる IgG 型同種抗体が，児の赤血球に結合するために生じる溶血性貧血である．ほかには TORCH 症候群，ヒト免疫不全ウイルス（human immunodeficiency virus：HIV），ヒトパルボウイルス B19 による感染症や敗血症，双胎間輸血症候群，赤血球膜異常症や赤血球酵素異常症などであり，高ビリルビン血症は溶血性疾患，小赤血球症では慢性子宮内出血，またはサラセミアが考えられる．造血不全も鑑別にあがる（詳細は V-1「血算の見方」参照）．
- 治療は輸血，エリスロポエチン製剤投与，鉄剤投与，RhD 型不適合に伴う同種免疫性貧血と黄疸に対し交換輸血が有用である．また，妊娠中および分娩時 72 時間以内の母体への抗 D ヒト免疫グロブリン療法が予防に有効である．

2) 新生児期以外の貧血鑑別

- 新生児以外の時期の貧血の鑑別を考えるうえで，一般的に問診は大切である．問診は臨床症状に注意してすすめる．成長発達歴，既往歴，家族歴，食事などを詳しく把握することで診断につながる．

a. 臨床症状

①活動性の低下，頻脈，蒼白は貧血に共通してみられる症状である．乳児では不機嫌，哺乳力

表1 身体所見と鑑別疾患

身体所見		鑑別疾患
皮膚	色素沈着	Fanconi貧血
	点状出血，紫斑	血小板減少を伴う溶血性貧血・骨髄疾患，溶血性尿毒症症候群
	黄疸	溶血性貧血，肝炎
	四肢末端の潰瘍	サラセミア，鎌状赤血球症
顔面	前頭隆起，頬骨や上顎の突出	重症鉄欠乏性貧血，重症サラセミア
	耳や口腔内，頸部の奇形	Diamond-Blackfan貧血
眼球	小角膜	Fanconi貧血
	眼球結膜と網膜血管のねじれ	鎌状赤血球症
	網膜出血	慢性かつ重症貧血
	眼瞼浮腫	伝染性単核症，腎不全
口	舌炎や舌萎縮	ビタミンB_{12}欠乏症，鉄欠乏性貧血
手	多指症などの奇形	Diamond-Blackfan貧血
	拇指球の異常	Fanconi貧血
	スプーン状爪	鉄欠乏性貧血
腹部	肝脾腫	白血病，血球貪食性リンパ組織球症

の低下といった非典型な症状をきたす．慢性経過の貧血ではHbの値に比べ症状が軽い．

②尿の色の変化や黄疸は溶血を示唆する．

③黒色便，血便，腹部症状がある場合は消化管出血を考え炎症性腸疾患など腸管病変を考える．

④思春期の女子では生理による出血からの貧血も考える．

⑤出血傾向が強い場合は，血友病，血小板機能異常，von Willebrand病（von Willebrand disease：VWD）などの凝固異常も考える．

b．病歴

- 出生歴：胎児期，新生児期の情報は重要である．胎児浮腫があれば溶血性貧血を鑑別にあげる．新生児期に黄疸や貧血があったか，母体と本人の血液型に不一致はないか確認する．
- 情報があるのなら，今までのHb値の推移を把握する．急に発症した貧血なのか，慢性的な貧血なのか．既往歴を確認する．慢性炎症をきたす疾患，感染症は貧血を起こす．感染症の鑑別のためには海外渡航歴も確認する．内服歴も重要である．
- 家族歴：詳しく聞くこと．血液疾患のみならず，黄疸，胆石，脾腫の有無は遺伝性溶血性貧血の鑑別に有用である．
- 食事：乳幼児や思春期では鉄分を摂取できているか，偏食はないかを確認する．
- 成長発達：成長発達は確実に評価する．発達の遅れは鉄欠乏性貧血，ビタミンB_{12}欠乏症，葉酸欠乏症，FAを疑う．

c．身体所見

- 貧血の原因を突き詰めるために大変重要である．特に皮膚，眼球，口唇，顔面，胸部，手，腹部，リンパ節の診察が重要である．表1に身体部位と所見による鑑別を示す．

d．検査

- 迅速かつ効率的な検査を行うためには，表2の初診時スクリーニング検査が望ましい．そのなかでも血算，血液塗抹標本および網赤血球数は貧血の鑑別を考えるうえで基本的な検査である．以下に検査項目の意義を示す．

表2 スクリーニング検査

一次スクリーニング
　赤血球数,Hb,Ht,網赤血球数
　MCV,MCHC,RDW
　血小板数,白血球数,血液像
　生化学一般(LDH,T-Bil,D-Bil,BUN,Cr,血清鉄,蛋白分画,CRP)
　検尿,尿沈査

二次スクリーニング
　MCV低値ならフェリチン,TIBC
　MCV高値ならビタミンB_{12},葉酸
　溶血を疑うとき,LDHアイソザイム,ハプトグロビン,Coombs試験
　自己免疫疾患を疑うとき,抗核抗体
　腎性貧血または造血障害を疑うとき,エリスロポエチン
　造血の異常を疑うとき,骨髄検査

- 血算検査(CBC):赤血球の評価は貧血の鑑別で極めて重要である.
- Hb,Ht:年齢による正常値が異なることに気をつけること.かかとや指先からの採血では見た目上,高く検査値が出ることがある.
- 平均赤血球容積(MCV):[Ht値(%)÷赤血球数(10^6/μL)]×10で計算される.新生児は比較的高い数値を示す.貧血の鑑別に最も重要な指標の1つである.MCV80 fL未満を小球性貧血,MCV100 fL以上で大球性貧血,その間を正球性貧血という.
- 平均赤血球Hb濃度(MCHC):赤血球1個あたりのHb濃度であり,[Hb(g/dL)÷Ht値(%)]×100で示す.新生児は比較的高い数値を示す.低色素性はMCHC 30%以下であり36%以上で高色素性である.
- 赤血球容積粒度分布幅(RDW):赤血球の大きさのばらつきを定量化したものである.12〜14%が正常範囲である.
- 白血球と血小板:貧血の鑑別を考えるうえで,ほかの血球の状態を知るのは極めて重要である.
- 末梢血塗抹標本:末梢血の塗抹標本は貧血の鑑別をしていくうえで重要である.血算の数値が正常でも塗抹標本所見で異常がみつかり,貧血の診断にたどり着くことがよくある.
  ①赤血球の大きさ:正常赤血球の直径は小さめのリンパ球の核と同じぐらいである.比較すると赤血球が小さいのか,大きいのか判断しやすい.
  ②中央淡明(central pallor):正常な成熟赤血球は中央が凹む形状,直径の1/3程度で中央部が明るくみえる.これを中央淡明という.淡い部分が広がった赤血球は低色素性であり,鉄欠乏性貧血やサラセミアでみられる.球状赤血球や網赤血球では中央が凹む形状ではないため中央淡明はみられない.
  ③破砕赤血球:破砕赤血球がみられれば,微小血管障害性溶血性貧血を疑う.
  ④鎌状赤血球:鎌状赤血球症で多い.
  ⑤楕円形の赤血球:遺伝性楕円赤血球症でみられる.
  ⑥口唇赤血球:遺伝性/後天性口唇赤血球症でみられる.
  ⑦標的赤血球:サラセミア,肝不全,脾臓摘出後などさまざまなHbの疾患でみられる.
  ⑧Bite細胞やHeinz小体:G6PD異常症のような酸化ストレスによる溶血性貧血でみられる.

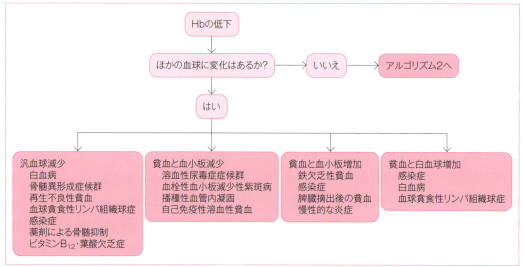

図1 アルゴリズム1（白血球および血小板の異常を伴う貧血の鑑別）

⑨有核赤血球の増加：骨髄での造血が亢進しており溶血の過程でみられる．

⑩赤血球の凝集：寒冷式溶血性貧血でみられる．

⑪Howell-Jolly 小体：脾機能低下，または無脾症でみられる．

⑫網赤血球：網赤血球は幼弱な赤血球であり，RNA が残存している．網赤血球は赤血球数に対する割合で報告される．生後数か月以降は成人と同じく約 1.5% が正常範囲である．赤血球数の増減は網赤血球の割合に影響するので，網赤血球の絶対数で評価する．貧血があり，網赤血球数が高い場合は，造血が亢進しており溶血や出血が考えられる．貧血があるにもかかわらず網赤血球数が変化しない場合は，赤芽球造血の障害が考えられる．しかし，造血障害に溶血や出血が合併することもあるため，必ずしもこの2通りに分類されるわけではない．疾患の状況によって，網赤血球の推移は変化することがある．ウイルス感染による一過性の骨髄抑制では，発症初期の網赤血球数は少ないが回復期には増加する．

3）診断へのアプローチ

- 貧血の鑑別を検査結果から考えるのに必要なのは赤血球の減少だけなのか，白血球や血小板の異常を伴うかで鑑別は大きく異なる．

a. 白血球や血小板の異常を伴う場合（図1）

- 白血球の増加は感染症や白血病を考える．血小板増加は感染に対する反応や炎症を示す．白血球減少，好中球減少，または血小板減少を伴う貧血は骨髄機能の低下，または末梢での血球の喪失で起こる．

- 骨髄機能の抑制／不全は薬剤，中毒，栄養障害，白血病，再生不良性貧血，血球貪食性リンパ組織球症で起こる．末梢での血球喪失は脾機能亢進，微小血管障害性溶血性貧血，自己免疫性で起こる．

  ①汎血球減少：白血病，骨髄異形成症候群，感染症，薬剤による骨髄抑制，再生不良性貧血，血球貪食性リンパ組織球症，ビタミン B_{12}・葉酸欠乏症を考える．

  ②血小板減少を伴う貧血：HUS，TTP，DIC，AIHA を疑う．

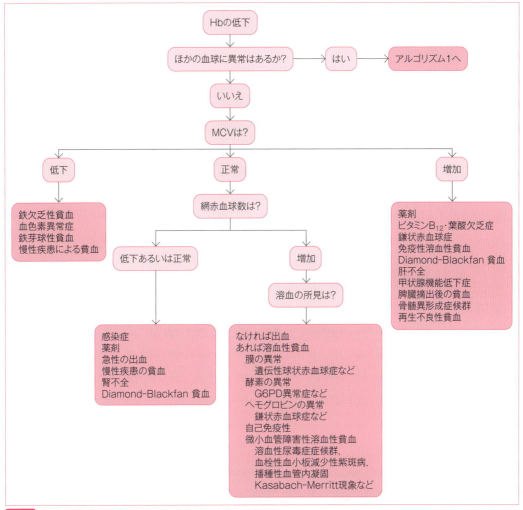

図2 アルゴリズム2（赤血球のみ異常がある貧血の鑑別）

③血小板増加を伴う貧血：鉄欠乏性貧血は血小板増多を伴うことが多い．ほかには脾臓摘出後の貧血，感染や慢性的な炎症が原因となる．

④白血球増加を伴う貧血：白血病や感染症，血球貪食性リンパ組織球症を疑う．

b. 白血球や血小板に異常がなくて赤血球減少がみられるとき，MCVが鑑別に有用である（図2）

- 小球性貧血：MCV＜80 fL．小児で最も多い低色素性貧血は鉄欠乏性貧血とサラセミアである．この二者はRDWで区別できる．鉄欠乏性貧血はRDWが大きく，サラセミアは通常正常値である．
- 正球性貧血：MCV80～100 fL．溶血性貧血，出血，感染症，薬剤，慢性疾患に伴う貧血．
- 大球性貧血：MCV＞100 fL．抗てんかん薬，免疫抑制薬などの薬剤性，ビタミンB_{12}や葉酸欠乏，肝不全，DBA，甲状腺機能低下症，再生不良性貧血，鎌状赤血球症，免疫性溶血性貧血，脾臓摘出後の貧血．
- 網赤血球の反応性は鑑別の助けになる．
- 網赤血球の増加は出血，溶血性貧血でみられ，AIHA，遺伝性球状赤血球症などの赤血球膜異常症，G6PD異常症などの酵素異常症，Hbの異常，HUS，TTPなどの微小血管障害性溶血

性貧血を考える．
- 網赤血球数の増加がない場合は赤血球の造血障害であり，感染症，造血不全，DBA，薬剤性が考えられる．

c. 追加検査

- 溶血性貧血が疑われる場合は，血清間接ビリルビン値，LDH，ハプトグロビン値を調べる．免疫性の溶血性貧血が疑われる場合は直接 Coombs 試験を行う．赤血球膜異常症や酵素異常症を疑うときは G6PD 異常症のスクリーニング試験，浸透圧脆弱性試験，Hb 電気泳動を行う．鉄欠乏性貧血を疑う場合，血清フェリチン，血清鉄，TIBC を調べる．鉄剤内服による改善も診断に有効である．血清ビタミン B_{12} や葉酸値もみる．骨髄検査は白血病，再生不良性貧血，遺伝性骨髄不全症候群，血球貪食性リンパ組織球症の鑑別に必須である（Ⅱ-7「骨髄検査をしようと思う」参照）．

こんなときは専門医へ

- 血液疾患に慣れていないなら，乳児期や思春期にみられる典型的な鉄欠乏性貧血以外はその地域で小児血液を専門にしている医師のいる施設に紹介したほうがよい．

患児・保護者への説明のポイント

- 説明は貧血の鑑別による．それぞれの原因によって説明は変わる．

Essence

最初に緊急性があるか否か判断する．重症貧血のとき酸素投与を忘れてはならない．ショックの有無があるか，輸血が必要か．呼吸循環を安定させた後に生命に危険な貧血の原因と出血があるなら出血部位を特定する．急性の大量出血では，赤血球と同時に血漿も喪失するため Hb 値が低下しないことが多い．急速輸液で末梢血管の収縮が緩和され，Hb 値は一気に低下する．重篤な慢性貧血患者に急速な輸血を行うと肺水腫をきたすことがあるので注意する．

（白石　暁，石村　匡崇，大賀　正一）

4 発熱・疼痛が続く

To Do

- 小児において，発熱や疼痛の原因は多岐にわたるが，これらの症状が長引く，もしくは繰り返す際には血液・腫瘍疾患によるものを鑑別する必要がある．本項では，長引く発熱や疼痛がみられた場合の血液・腫瘍疾患の鑑別法や対処に重点を置いて述べる（図1）．
- 年少の小児の場合，疼痛を明確に言い表せないことがあり，機嫌が悪い，歩かなくなった，などの症状になることもある．
- 発熱や疼痛以外の，倦怠感や麻痺などの症状や，腹部腫瘤，リンパ節腫大，肝脾腫，貧血や紫斑などの所見の有無を確認する．特に腹部の腫瘤やリンパ節腫大は，「ある」と疑って診察しなければ気づけないことが多い．
- 一時的に改善がみられても症状が繰り返し，かつ次第に悪化する場合には血液・腫瘍疾患が背景にあることを疑う．
- 鑑別するための検査として，まずは血液検査を行い，そのうえで骨髄検査・画像検査（CT，MRI）の適応を考慮する．
- 白血病であっても，芽球割合が少ないなどのために骨髄検査では診断が困難なことがあるので，骨髄検査で所見に乏しくても，症状が持続する場合には反復して骨髄検査を行うことが必要である．
- ウイルス感染でも骨髄検査で異形成のある細胞がみられることがあるため，軽度の異形成のみの場合，確定するために再度の骨髄検査が必要になることがある．

Not To Do

- ✗ 不用意なステロイド投与は造血器疾患の診断（もしくは除外）を困難にすることがあるため，血球数の異常の有無にかかわらず安易に使用しない．

1. 長引く発熱や疼痛に出会ったら

- 「長引く」の期間に厳密な定義はない．一般に，全身状態が良好であれば診断を緊急に確定する必要性はないが，1～2週間以上症状が続く場合や，1か月以内に2～3回以上の発熱をきたす場合は，積極的に血液・腫瘍疾患を含めた基礎疾患の検索をすすめる適応となる．
- 小児がん患者の初発症状は非特定的な症状であることが多いが，発熱は初発時の症状として高い頻度でみられ，約1/3の症例が診断時に発熱を伴っている（図2）．

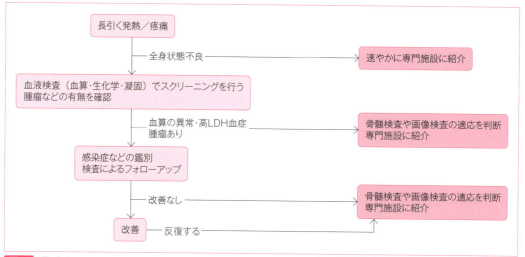

図1 長引く発熱や疼痛に出会ったときの鑑別フローチャート

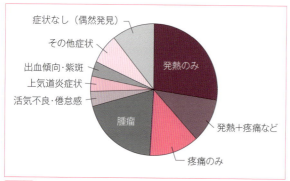

図2 小児血液・腫瘍疾患の初診医受診の主訴
発熱や疼痛が約半数を占める．

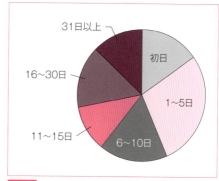

図3 小児血液・腫瘍疾患の症状出現から専門医紹介までの日数

- 小児の発熱の大部分は一般的なウイルス感染症であり，長引くことや繰り返すことで背景にある血液・腫瘍疾患の存在を想起する．実際に，症状の出現から診断まで1週間以上かかっている症例が半数以上を占める（図3）．
- 咳や鼻水などの上気道炎症状をきたしていても，背景に血液・腫瘍疾患がある可能性は否定できない．発熱が続く場合，長引く場合は血液・腫瘍疾患の有無を鑑別するための検査を考慮する．
- 鑑別を絞るために，倦怠感・出血傾向などの症状や，リンパ節腫大・肝脾腫・下肢麻痺などの所見の有無に注意する．
- 疼痛も発熱と同様に，初発時の症状としてしばしばみられる．疼痛は症状に波があることも多く，部位が一定しないこともある．複数の部位の疼痛や，移動する疼痛などは，局所的な感染などよりも，血液・腫瘍疾患などの全身疾患を考慮する．
- 疼痛の強い部位の画像検査は，局所感染や骨折などを除外するために有用である．さらに，疼痛を主訴として撮影された単純X線写真などで血液・腫瘍疾患が疑われることもある（Ⅲ-4「実はこんな画像も血液・腫瘍疾患ですよ」参照）．

- まずは一般的な血液検査を行う．血算（血球数に加えて網赤血球割合も），生化学（LDH・尿酸を含む）の検査がスクリーニングとして有用である．血球数の異常，高LDH血症などがみられた場合にはより積極的に血液・腫瘍疾患を疑い，さらに精査をすすめる．
- 肝障害と血球減少を伴っていた場合は，肝炎後再生不良性貧血を疑う．
- 長引く発熱で最も多い原因は感染症であるが，血液・腫瘍疾患と感染症とは，CRP値だけでなくプロカルシトニン値で鑑別ができる可能性が報告されている．両方が高値の場合は感染症の可能性を相対的に強く疑い，CRPだけの高値は血液・腫瘍疾患による発熱をより疑う．ただし，これらの検査結果のみで確定はできない．
- 一方で，一般血液検査の結果に異常がなくても，白血病や固形腫瘍などの血液・腫瘍疾患の存在は否定できない．症状が続く場合には，骨髄検査・画像検査を行うべきである．
- 白血病の診断には骨髄検査が有用であるが，ただし，白血病の症状がみられている場合でも，骨髄中の芽球割合は少ないことがある．1回の骨髄検査だけで所見に乏しくても，症状が持続する場合には反復して骨髄検査を行うことが必要である．
- 免疫不全症の一次スクリーニングを行うためには，血球数や白血球分画，リンパ球分画，免疫グロブリン値（IgG，IgA，IgM）などを測定する（→ **Memo 1** 参照）．
- 免疫が過剰に活性化し，血球貪食性リンパ組織球症（hemophagocytic lymphohistiocytosis：HLH）をきたしていることもある．血清フェリチン値，骨髄検査などが診断に有用である．
- 固形腫瘍の有無を鑑別するためには，画像検査が有用である．神経芽腫など腹部の腫瘍が転移して下肢痛をきたすことも多いため，長引く発熱や疼痛の原因検索のためには胸腹部の造影CT検査などが有用である．

> **Essence**
>
> 長引く発熱や疼痛をきたしていた場合，血液・腫瘍疾患を念頭に置き，ほかの症状や所見を確認する．血液疾患のスクリーニングとして血液検査は有用であるが，診断の確定や，診断を除外するためには骨髄検査が必要である．腫瘍疾患などを鑑別するためにはCTやMRIなどの画像診断が有用である．

2. 長引く発熱・反復する発熱をきたす疾患

1）白血病・リンパ腫

- 白血病・リンパ腫は血液細胞ががん化して増殖する造血器の悪性腫瘍である．骨髄が増殖の主座であれば白血病に，リンパ節が増殖の中心であればリンパ腫と診断される．いずれも腫瘍細胞の増殖に伴い，しばしば発熱をきたす．
- また，白血病細胞の増殖やリンパ腫細胞の浸潤により好中球が減少し，易感染性による感染症

> **Memo 1**
>
> 免疫不全症の特徴や，免疫不全症を疑う症状などについては，小児慢性特定疾病情報センターのホームページ（http://www.shouman.jp/）やPIDJ（Primary Immunodeficiency Database in Japan）のホームページ（http://pidj.rcai.riken.jp/index.html）に詳しい．

- から発熱をきたしていることがある．好中球の低下した（500/μL 未満）状態での発熱は，発熱性好中球減少症（febrile neutropenia：FN）とされ，速やかに広域の抗菌薬投与が必要である（Ⅳ-3「発熱性好中球減少症」参照）．免疫不全症を鑑別するためにも，白血球分画を検査することが重要である．
- 白血病細胞が骨髄中で増殖することで，疼痛を伴うことも多い．また，浸潤によるリンパ節腫大，肝脾腫もしばしば伴う．
- 白血病細胞の骨髄中の増殖が MRI で検出されることもある．骨髄中の芽球割合が少ない段階でも，MRI の信号異常のほうが先行しうることも報告されている[1]．
- 白血病を確定診断する，もしくは白血病であることを除外するためには骨髄検査が必須である．骨髄検査の評価は小児血液診療に習熟した医師の指導のもとで行う必要がある（Ⅱ-7「骨髄検査をしようと思う」参照）．
- リンパ腫の有無を鑑別するためには，胸腹部の造影 CT が最も有用である．ただし，縦隔腫大のある児では CT 撮影のための横臥で呼吸不全が起こりうるため，注意が必要である．
- 膠原病系疾患に含まれる若年性特発性関節炎（juvenile idiopathic arthritis：JIA）も長引く疼痛と発熱の鑑別にあがるが，リウマトイド因子などの補助検査が陽性であっても，ステロイド治療を開始する前には骨髄検査を行って白血病を否定しておくことが望ましい．
- 小児白血病・リンパ腫の治療は抗腫瘍薬による多剤併用化学療法である．急性リンパ性白血病の場合は，抗腫瘍薬に加えてステロイドが併用される．病型や白血病細胞の性質にもよるが，化学療法の入院期間は 6〜12 か月である．
- 治療の進歩により小児白血病・リンパ腫の治療成績は大きく改善し，現在では 75〜90％ 前後の長期生存率が達成されており，以前のイメージにあるような"不治の病"ではなくなっている[2]．
- リンパ腫のうち，特に未分化大細胞リンパ腫は高サイトカイン血症をきたし，HLH を併発することがある（lymphoma-associated hemophagocytic syndrome）．
- Hodgkin リンパ腫では，発熱や夜間の発汗など，「B 症状」と呼ばれる全身症状を伴うことがある．B 症状のある患者は，小児 Hodgkin リンパ腫においても相対的に予後不良であるが，Hodgkin リンパ腫の長期生存率は全体として 90％ に達しており，B 症状のある患者でも長期生存を期待できる．
- 白血病やリンパ腫の発症には，特殊な例外を除いて遺伝や環境，生活習慣による影響が少ない（→ Memo 2 参照）．
- 血液・腫瘍疾患の既往がある患者が発熱をきたした場合，家族（や本人）が再発を心配することが多い．発熱が再発の症状であることはありうるが，全身状態が良好であれば再発の診断を急ぐ必要はない．症状が長引く・反復する際に再発の有無を確認する診断的検査を行う．

Memo 2

小児がんの発症には，ごく一部の cancer predisposition syndrome（Li-Fraumeni 症候群など）を除き，遺伝的・環境的な背景の関与は大きくはない．同胞や家族の血液・腫瘍疾患歴は小児でも発症リスクとなるが，その上昇するリスクの割合は 1.2〜2 倍程度であり，臨床的な差異をもたらすほどではない．

表1 小児がんの主な腫瘍マーカー

マーカー	検体	疾患
神経芽腫	尿	バニリルマンデル酸（VMA）＊
	尿	ホモバニリン酸（HVA）＊
	血液	血清神経特異エノラーゼ（NSE）
肝芽腫	血液	アルファフェトプロテイン（AFP）
胚細胞腫瘍	血液#	アルファフェトプロテイン（AFP）
	血液#	ヒト絨毛性ゴナドトロピン（hCG）

＊：VMA・HVAは尿中クレアチニンで補正した数値で判断する
#：中枢神経胚細胞腫瘍では，髄液でも検査を行う

Essence

白血病やリンパ腫の初発症状として発熱や疼痛がみられることは多い．診断を行うためには，血液検査（血算やLDH）に加えて，骨髄検査や胸腹部のCT検査が有用である．

2) 固形腫瘍

- 固形腫瘍も白血病やリンパ腫と同様に，腫瘍細胞の増殖によりしばしば発熱をきたす．
- 小児固形腫瘍の増殖は速く，症状の出現時には巨大な腫瘤を形成していることがよくある．腹部腫瘤やリンパ節腫大の有無など，腫瘤形成がないかどうかを診察する．
- 骨転移などにより疼痛をきたすことがあるが，疼痛部位の検査では診断的な陽性所見に乏しいこともしばしばある．その際は，胸腹部の画像検査を行う．
- 固形腫瘍を否定するためには，画像検査が最も有用である．胸腹部はCT，頭頸部はMRIが望ましい．腹部のCTで腫瘤の有無を確認するためには臓器とのコントラストをつけることが必要なため，造影することが望ましい．
- 腫瘍マーカーとして，診断を推定するのに有用なものもある（表1）．ただし，腫瘍マーカーのみでは診断の根拠としては不十分であり，腫瘍マーカーの上昇がないことを根拠に固形腫瘍を否定することはできない．発熱が長引く（もしくは反復する）場合は，画像検査を積極的に行い固形腫瘍の有無を確認することが必要である．
- 神経芽腫は骨髄浸潤を伴うことが多く，疼痛で発症することをしばしば経験する．さらに脊柱管から脊髄圧迫をきたし，下肢麻痺を併発するため注意が必要である．

Essence

長引く発熱や疼痛に出会ったら，固形腫瘍を疑って画像検査を行うことが必要である．造影CTおよびMRIが有用である．疼痛部位だけでなく，胸腹部の画像精査で診断に至ることがある．

3) 血球貪食性リンパ組織球症（HLH）

- ウイルス感染などを契機に，高サイトカイン血症が誘導され，過剰な炎症をきたすことがある．
- 高サイトカイン血症による諸症状が病態の本態である（図4）．サイトカインにより活性化したマクロファージが肝細胞障害や，血球貪食による血球減少をきたす．また，凝固障害をしばしば併発する．
- 高サイトカイン血症の代替マーカーとして，高フェリチン血症や高トリグリセライド血症が診

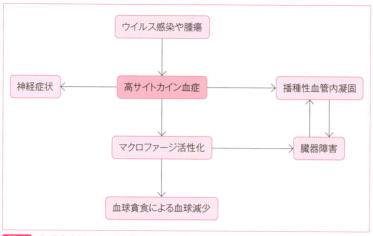

図4 血球貪食性リンパ組織球症の病態
過剰な高サイトカイン血症による多様な症状が誘発される.

断を疑う根拠になるが, 特異性は高くない.
- 骨髄検査でマクロファージによる血球貪食像がみられるが, 重症度と貪食像の多寡は関係しないことが多い.
- 重篤になると, 脳症として神経症状を併発することがある.
- 先天性にサイトカインなどの免疫制御ができない遺伝的な機能欠失があると, 重篤な状態となることがある. 家族歴がある, 乳児での発症, 症状が重篤, などの際には遺伝的な要因を背景にした家族性 HLH (familial HLH:FHL) を疑う.
- FHL の原因遺伝子として, *PRF1*, *UNC13D*, *STX11* などが同定されている.
- 治療には, 原疾患の治療のほかに, 高サイトカイン血症の対策としてステロイドやシクロスポリンが有効である. ただし, ステロイド投与は, 白血病やリンパ腫が隠れていることを除外してからが望ましい.

4) 慢性活動性 EB ウイルス感染症

- Epstein-Barr (EB) ウイルスは通常 B 細胞に感染し, 発熱やリンパ節腫大, 脾腫大などの症状をきたす (伝染性単核症). まれに伝染性単核症症状を反復する (3 か月以上にわたり) ことがあり, 慢性活動性 EB ウイルス感染症 (chronic active EB virus infection:CAEBV) と診断されることがある.
- CAEBV では, EB ウイルスが T 細胞や NK 細胞に感染していることが多い. これらの細胞に感染してしまい, それらを排除するような細胞傷害性 T 細胞 (cytotoxic T cell:CTL) が誘導できない基礎的な免疫不全症が背景にあると考えられている.
- 以前は, CAEBV の診断には EBV-VCA-IgG 抗体価が 5,210 倍以上, などの異常な値を示すことが要件とされていたが, 実際にはより低値の CAEBV の患者もいることから, 抗体価のみで診断を否定することはできない.
- CAEBV では, 長期的な生存率は徐々に低下していくため, 根治のためには同種造血幹細胞移植が必要である. 症状が安定していても, 急速に増悪して致死的な経過を辿ることがあるので注意が必要である.

✉ こんなときは専門医へ

- 造血器疾患の診断・治療には専門施設での診療が必要である．また，骨髄検査で「造血器疾患白血病でない」と診断するにも小児血液・がん専門医による判断が必要である．著しい白血球数や分画の異常がある，もしくは異常が持続する場合など，造血器疾患が疑われるような白血球数の増多・減少がみられたら，積極的に専門施設に紹介する．
- 小児白血病を含めた小児がんの診療施設の連携グループとして，日本小児がん研究グループ（Japan Children's Cancer Group：JCCG）が設立されている（http://jccg.jp/）．参加施設の一覧はホームページに記載されており（http://jccg.jp/about/sankashisetsu/），これらの施設に紹介することが望ましい．
- FHL や CAEBV は，根治のために造血幹細胞移植が必要であるため，診断が疑われた段階で専門施設に紹介する．

👥 患児・保護者への説明のポイント

- 発熱や疼痛は，感染症などで起こる症状であるが，長引く場合には血液・腫瘍疾患が背景にあることを考えなければならない．治療法が大きく異なるため，診断を詳細に確定することが必要である．
- 白血病に代表される造血器疾患は，全身状態が良好であれば，早期に診断することの必要性は低い．一方で，全身状態が不良である場合は速やかな診断・治療開始が必要である．
- 造血器疾患の診断もしくは診断の除外には，骨髄検査が必須であるが，専門医による判定が必要なことが多い．
- 固形腫瘍の診断もしくは診断の除外には，CT や MRI などの画像検査が必要である．
- 血液・腫瘍疾患は，以前までのイメージと異なり，不治の病ではない．入院しての治療が必要ではあり，長期生存率（治癒率）は 100％ に達してはいないが，治る可能性のほうが高いことを知って治療に臨んでよい疾患である．

文献

1) Kato M, Koh K, Kikuchi A, et al. Case series of pediatric acute leukemia without a peripheral blood abnormality, detected by magnetic resonance imaging. Int J Hematol 2011 ; 93 : 787-790.
2) Horibe K, Saito AM, Takimoto T, et al. Incidence and survival rates of hematological malignancies in Japanese children and adolescents（2006-2010）: based on registry data from the Japanese Society of Pediatric Hematology. Int J Hematol 2013 ; 98 : 74-88.

（加藤　元博）

5 出血症状を鑑別したい

To Do

- 出血症状を呈する小児に出会ったら，出血部位とその性状を把握する．全身の皮膚のみならず，口腔内粘膜や関節内，さらには頭蓋内，腹腔内などの出血症状の有無を丁寧に診察する．
- 小児の出血性疾患には，先天性疾患が多種類含まれる．出血性素因の家族歴（祖父母，叔父叔母，いとこを含む）と出血症状の反復歴を詳細に聴取する．
- 血液検査スクリーニングには，CBC，凝固機能（PT，APTT，フィブリノゲン，FDPまたはD-ダイマー）とともに，白血球の目視分画やLDHなどの生化学検査を含める．
- 血液検査で血小板減少症を認めるが，出血症状が全くない場合には，採血時（採血途中での自然凝固）や採血後の凝集（EDTA依存性偽性血小板減少症）の可能性も考慮する．専門医を紹介する前に，血液像で血小板凝集塊の有無を確認することが望ましい．
- ビタミンK（VK）欠乏性出血症（臨床的出血症状を伴っていない凝固検査異常の段階も含む）を発見した場合には，専門施設への搬送前に自院でVKの静脈内注射を実施する．頭蓋内出血の予防または治療の目的である．
- 深部出血症状を確認した場合には，迅速な治療が必要である．診断や病態の確定より専門施設への紹介を優先することが望ましい．

Not To Do

- 免疫性血小板減少症（immune thrombocytopenia：ITP）の治療においてステロイド投与は，免疫グロブリン大量療法と並んで第一選択である．しかし，ITPは除外診断であり，血小板以外の血球異常や肝脾腫など造血器疾患が疑わしい場合には，これを否定せずにステロイドを投与すべきではない．
- 出血症状が皮膚の出血斑に限定的であるITPの場合，血小板数が20,000/μL未満でも，血小板輸血は原則的に不要である．

1. 出血傾向を理解するためには

- 正常な止血血栓形成機序と凝固機序を知ることが重要である．
- 止血血栓は一次血栓と二次血栓の2つの段階に分類される（図1）．
- 血管損傷が起こると，露出した血管内皮下組織に血小板の粘着が始まる（一次血栓）．それに引

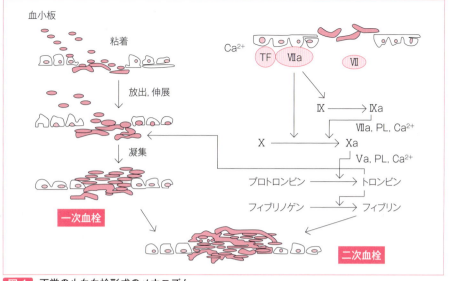

図1 正常の止血血栓形成のメカニズム
TF：tissue factor，PL：phospholipid
（浅野茂隆，池田康夫，内山 卓（監修）：第1部基礎 IV止血と血栓（凝固と線溶）．三輪血液病学 第3版．文光堂，2006：382 より引用）

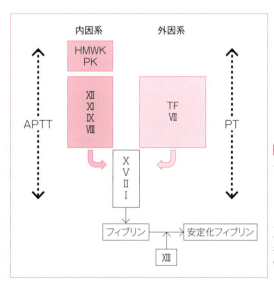

図2 凝固カスケードとスクリーニング検査
APTTは，内因系凝固経路にかかわるすべての凝固因子（第I，II，V，VIII，IX，X，XI，XII因子）と接触因子である高分子キニノゲン（high molecular weight kininogen：HMWK）とプレカリクレイン（prekallikrein：PK）の異常を検出可能である．血友病を代表とする遺伝性凝固因子欠乏症や肝機能障害の診断に用いられるが，ループスアンチコアグラントの検出にも不可欠な検査である．PTは外因系経路にかかわる第I，II，V，VII，X因子にすべての異常を検出可能である．PTは播種性血管内凝固（disseminated intravascular coagulation：DIC）の診断基準や，ワルファリン投与のコントロールの指標としても有用である．

き続き，血管内皮細胞や血管壁細胞などに発現した組織因子（tissue factor：TF）と第VII因子との複合体形成によって始まる外因系凝固過程が始まり，一連の凝固因子が順次活性化され最終的にフィブリンが形成される．フィブリンは一次血栓を糊状に覆って強固にする（二次血栓）．

- 凝固機序は，TF依存性凝固反応（外因系）とTF非依存性凝固反応（内因系）にわけられ，プロトロンビン時間（PT），活性化部分トロンボプラスチン時間（APTT）はこれらの機能を反映する検査である（図2）．

表1 血小板・血管壁異常と凝固因子異常における出血症状の相違

出血症状	血小板・血管壁の異常	凝固因子の異常
点状出血	頻発する	ほとんどない
粘膜出血	誘因なしでみられる	外傷後にみられる
筋肉内・関節内出血	なし	特徴的である
外傷・手術後の出血	直後からみられる	遷延する

2. 出血症状に出会ったら

1) 出血症状の特徴から病態を考えるポイント
- 血小板異常・血管壁の異常と，凝固因子の異常との2群にわけるとその臨床的特徴が理解しやすい（表1，図1）．

2) 問診のポイント
- 小児期の出血性疾患には先天性，後天性の両方が含まれる：性別（血友病のほとんどは男児），発症時期，服薬歴（ワルファリン，アスピリンなど），家族歴（X連鎖劣性の場合は，母方叔父まで）を詳細にたずねる．
- 出血症状の既往歴，誘因を聞き取る：出血の引き金の有無（外傷，または抜歯などが契機か？あるいは，外傷なくして自然に出血したのか？），出血の部位とその範囲，出血の反復性や持続性をたずねる．
- 先天性成因であっても生後すぐに症状が出現するとは限らない：出血傾向の発現年齢とその出血症状の特徴の組み合わせから疾患が推定される場合がある．
  - ・出生時の臍帯出血：無フィブリノゲン血症，第XIII子欠乏症，先天性線溶系異常．
  - ・乳児期（ハイハイや歩き始めの時期）の関節内出血：血友病．
  - ・初経以後の遷延性生理出血：von Willebrand病（von Willebrand disease：VWD）．
  - ・抜歯・手術などの負荷後の過剰出血：血友病などの凝固異常症，血小板機能異常症．

3) 診察のポイント
- 小児でみる出血症状は表2に示す通り，さまざまな症状が含まれる．
- 1か所の出血症状をみたときには，ほかの部位での出血やその徴候がないかを丁寧に診察する．
- 出血症状そのものや合併所見の観察も重要である．出血の部位・分布，性状（点状／斑状）を観察する．斑状出血の場合には，その部位を触知してその深部の筋肉内出血や血腫形成の有無，リンパ節腫大や肝脾腫の有無，大きな血管腫（Kasabach-Merrit現象で血小板消費が起こって出血傾向を伴うこともある）の有無をみる．
- 関節内出血の発見は，関節の腫脹・疼痛，可動域の制限などがよい動機になる．

4) 検査のポイント[1]
- 血液スクリーニング検査（図3）
  - ・CBCで血小板数のみならず，白血球数の増減やその分画，貧血などの異常の有無を確認．塗抹標本の目視で，白血球分画異常（特に芽球の存在）や血小板の大きさ，血小板凝集塊も確認．
  - ・凝固機能検査（PT，APTT，Fib，FDPまたはD-ダイマー）で異常の有無を確認．

表2 小児でみられる出血症状

紫斑	吐血
点状出血（直径3mm以内の出血）	喀血
溢血斑（直径3mmを超える出血）	血尿・異常性器出血
斑状皮下出血（大量に皮下に浸潤する出血）	眼底出血
関節内出血	中枢神経系出血
筋肉内出血	頭蓋内出血
鼻出血	硬膜外出血
歯肉出血	抜歯後出血
口腔粘膜出血	外傷後出血
臍出血	手術創，注射部位からの出血
血便	

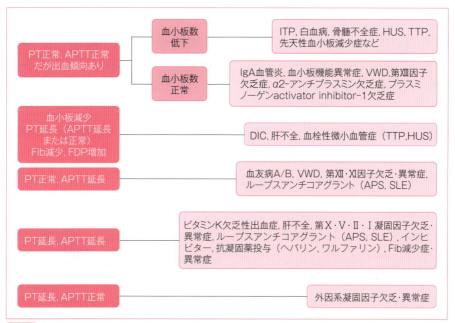

図3 出血性疾患における臨床検査の使い方
異常値の組み合わせから，診断が導かれる．
APS：抗リン脂質抗体症候群，DIC：播種性血管内凝固，HUS：溶血性尿毒症症候群，ITP：免疫性血小板減少症，SLE：全身性エリテマトーデス，TTP：血栓性血小板減少性紫斑病，VWD：von Willebrand病

- 凝固機能検査の項目のなかには，新生児期や乳児期の正常値が成人の正常値とは異なるものがある（表3）[2]．例えば，血友病Aでは成人を標準とした第Ⅷ因子活性値比で新生児期から診断が可能であるが，血友病Bでは，第Ⅸ因子活性が新生児期に生理的に低いので，活性値比が低い場合には生後3～6か月に再検査の必要がある．
- 外傷／非外傷性を問わず，血腫部位の痛み，骨や関節の痛みがあれば，その部位の単純X線写真を撮影する．
- 頭蓋内出血を疑えば，緊急で頭部画像検査を実施する（→ Memo 1 参照）．

5）発症頻度から推測するポイント

- 小児期の出血性疾患は多種類存在するが，発症頻度には大きな違いがある．
- 診断名（小児期新規発症推定例数）を頻度順に列挙すると，IgA血管炎＞＞ITP（約3,000例/年）＞急性リンパ性白血病（約500例/年）＞急性骨髄性白血病（約180例/年），溶血性尿毒

表3 主な凝固機能検査の年齢別基準範囲

	出生時（正期産児）	日齢5	日齢30	日齢90	日齢180	成人	成人正常範囲になる時期
PT（秒）	13.0 (10.1〜15.9)	12.4 (10.0〜15.3)	11.8 (10.0〜14.3)	11.9 (10.0〜14.2)	12.3 (10.7〜13.9)	12.4 (10.8〜13.9)	1週間
APTT（秒）	42.9 (31.3〜54.5)	42.6 (25.4〜59.8)	40.4 (32.0〜55.2)	37.1 (29.0〜50.1)	35.5 (28.1〜42.9)	33.5 (26.6〜40.3)	2〜9か月
フィブリノゲン（mg/dL）	283 (167〜399)	312 (162〜462)	270 (162〜378)	243 (150〜379)	251 (150〜387)	278 (156〜400)	出生時
第Ⅷ因子（U/mL）	1.00 (0.50〜2.87)	0.88 (0.50〜1.54)	0.91 (0.50〜1.57)	0.79 (0.50〜1.25)	0.73 (0.50〜1.09)	0.99 (0.50〜1.49)	出生時
第Ⅸ因子（U/mL）	0.53 (0.15〜0.91)	0.53 (0.15〜0.91)	0.51 (0.21〜0.81)	0.67 (0.25〜1.09)	0.86 (0.39〜1.15)	1.09 (0.52〜1.64)	3〜6か月
VWF（U/mL）	1.53 (0.50〜2.87)	1.40 (0.50〜2.54)	1.28 (0.50〜2.46)	1.18 (0.50〜2.06)	1.07 (0.50〜1.97)	0.92 (0.50〜1.58)	6か月

数値は平均（2.5〜97.5パーセンタイル）. 凝固因子は成人プール血漿に含まれる活性を1.0 U/mLとして示した.
VWF：von Willebrand factor
(Andrew M, Paes B, Milner R, et al. Development of the human coagulation system in the full-term infant. Blood 1987；70：165-172 より一部改変)

症症候群（hemolytic uremic syndrome：HUS）（約60例/年[3]）＞血友病A（約50例/年）＞VWD, である. 播種性血管内凝固（disseminated intravascular coagulation：DIC）の発症数は信頼できる統計がないため発症数の推定は困難であるが, 感染症などの基礎疾患に合併し, プライマリ・ケアの現場で遭遇する可能性がある.

● 上記以外の疾患は希少疾患であり, 経験する頻度は極めて低い.

Essence

出血症状に出会ったら, 出血の性状を丁寧に診察し, 出血症状の既往歴・誘因・家族歴を詳細にたずねる. 血液検査スクリーニングでは, CBC, 白血球の目視分画, 凝固機能検査を加える.

3. 出血症状をきたす疾患

1）IgA血管炎（血管性紫斑病, Henoch-Schönlein 紫斑病, アナフィラクトイド紫斑病）

● 小児の出血症状を呈する疾患で最も頻度が高い.
● 先行感染（A群溶連菌感染症など）や薬剤などに対して異常な免疫応答が起こる. これによりIgA免疫複合体が形成され, この免疫複合体が血管壁に付着し, 局所でのサイトカインなどの産生が増加した結果, 血管透過性の亢進や血管壁の脆弱化を伴う血管炎が惹起されることが病態である.
● 主要3徴候は, 出血斑, 腹痛, 関節痛である.

Memo 1 頭蓋内出血・硬膜外出血と児童虐待

出血性素因が検査上見当たらない場合で, 乳児期の頭蓋内出血・硬膜外出血を診断した場合には, 虐待（乳幼児揺さぶられ症候群）を鑑別にあげる必要がある. 通常, 受傷動機が立位からの転倒による頭部打撲程度では, 本疾患は起こりにくい. 本疾患を疑う場合には, 児童相談所または虐待を扱える医療機関に紹介することが必要である. 搬送や紹介に時間を要する場合には, 自院で, ①頭部CT, もしくはMRIを撮影し頭蓋内出血・脳浮腫・その他の頭蓋内所見の確認, ②眼底所見を眼科医に依頼（受傷48時間以後は消失しやすいので早期に対応）, ③全身骨を撮影し, 新旧の骨折の有無の確認, などが重要である.

- 出血斑は，下肢〜殿部を中心に左右対称性に出現する．これらは新旧混在し，色調は赤色調〜青紫，形状も点状から不整形な紫斑と多様である．若干膨隆して触知可能なことが多い．
- 腸管の血管透過性亢進のために，腸管壁が浮腫をきたし，腹痛を伴う．時に激痛であり，紫斑が出現する前に腹痛が出現した場合など，虫垂炎との鑑別が必要である．また，腸重積症を合併したという報告もあるので注意が必要である．腹部超音波所見が有用である．
- 下肢，特に膝の関節痛をしばしば認める．機能障害や関節の変形は起こらない．
- 血液検査は正常である．毛細血管抵抗試験（Rumpel-Leede 試験）陽性．第XIII因子の活性低下を認めることがあるが，一般的な検査項目ではない．また，A群溶連菌感染症後では，抗ストレプトリジンO抗体，抗ストレプトキナーゼ抗体の上昇を認める．
- 腎炎の発症の可能性があるため，定期的（発症から3か月間を目安）な尿検査が必要．
- 治療については，症状が紫斑のみである場合，無治療で経過観察する．機械的刺激のある部分で紫斑が悪化するため，安静を心がける．腹痛・関節痛などで日常生活が困難となった場合，入院加療が必要となる．ステロイドの経口投与（プレドニゾロン：2 mg/kg/day を1〜2週間が標準）が急性期症状の改善に有効であるが，特に腹痛を伴う例では消化管からの吸収に期待できないため，ステロイドは静脈内投与することが多い．

2）免疫性血小板減少症

- 年間 3,000 例程度の発症が推定されている．
- 点状出血斑の分布は全身に均等に出現することが多い．
- 皮膚の点状出血斑（dry purpura）のみの症状より，鼻出血や口腔内粘膜面での出血（wet purpura）のほうが，出血症状が重篤と判断する．
- IV-4「免疫性血小板減少症」参照．

3）血友病

- IV-5「血友病の関節内出血と緊急の病態」参照．

4）von Willebrand 病（VWD）

- von Willebrand 因子（von Willebrand factor：VWF）が量的・質的に減少している疾患．
- 遺伝形式は常染色体優性または常染色体劣性遺伝で，男女共にみられる．血友病に次いで多い先天性凝固異常症である．軽症例は見逃されている可能性がある．
- VWF は血管内皮が損傷し内皮組織が露出すると放出される因子で，血小板膜上の GPIb と粘着し血小板血栓（一次血栓）を形成する働きがあり，これが欠乏すると一次血栓形成困難になることが病態である．
- 幼少期から青あざや鼻血が多く，女児では月経過多の臨床症状が典型的である．血友病と異なり関節内出血はまれである．
- 1次スクリーニング検査としては，出血時間正常〜延長，APTT 延長，PT 正常が特徴的である．2次検査として，VWF 抗原量の低下，VWF 活性の低下，第VIII因子の低下，リストセチン凝集能の低下などで確定診断する．病型診断はマルチマー解析をする．
- 治療には，VWF/第VIII因子の補充（血友病Aの治療に用いる血漿由来の濃縮製剤：コンファクト®F，コンコエイト®-HT など），またはデスモプレシンの投与が行われる．後者は3型には無効，2B型には禁忌である．これらは専門施設で実施されることが望ましい．

5）播種性血管内凝固（DIC）

- さまざまな基礎疾患が背景に存在することが前提である．血管内における著しい凝固活性化が病態の基本である．
- 診断には，血小板数，PT，APTT，フィブリン分解産物（FDP，D-ダイマー）などの複数の検査指標をスコアリングする．2014 年に発表された日本血栓止血学会 DIC 診断基準[4]（新生児期は非適応）を参照．
- 新生児 DIC 基準は 2016 年に日本産婦人科・新生児血液学会で示された診断基準[5]が参考になる．
- 治療は，DIC を惹起した基礎疾患を治療することが最も重要である．
- 抗凝固治療としては，低分子ヘパリン，AT 製剤，合成プロテアーゼ阻害薬（ガベキサートメシル酸塩やナファモスタットメシル酸塩），遺伝子組み換えトロンボモジュリンなどが用いられる．明らかな出血症状がある場合には，新鮮凍結血漿や濃厚血小板の輸注を行うことがある．これらの治療は専門施設で行うことが望ましい．

6）骨髄不全症（白血病，再生不良性貧血，骨髄異形成不全症など，Ⅱ-3「貧血を鑑別したい」参照）

- 血小板のみならず，赤血球数（網赤血球数）や白血球（好中球）の減少を認めることが多い．減少の程度は 3 系統の血球でさまざまである．
- 異型細胞（芽球）の出現を目視で確認する．一部のリンパ芽球は血球自動分析装置の機械分類では正常のリンパ球と判定されることがある．
- 診断が疑われる場合には，専門施設へ紹介する．

7）ビタミン K（VK）欠乏性出血症

- 血液凝固に関連する主な VK 依存性蛋白は，プロトロンビン（第Ⅱ因子），第Ⅶ，Ⅸ，Ⅹ因子の 4 種類である．
- 発症時期は，早発型（出生 24 時間以内に発症する），古典型（出生 24 時間後～7 日までに発症），遅発型（出生 2 週間後～6 か月までに発症）に分類される．母乳栄養児に多い（→ Memo 2 参照）．
- 発症時期で出血の好発部位に相違がある．早発型は頭蓋内出血，古典型は消化管出血（真性メレナ），遅発型は頭蓋内出血が多い．
- 古典型では，胆汁流出障害や肝予備能の低下を伴う肝・胆道系疾患（胆道閉鎖症など）が背景に存在することが多い．
- 検査結果は，血小板数正常，PT 延長，APTT 延長，ヘパプラスチンテスト低下，protein induced by vitamin K absence（PIVKA）の増加を認める．

Memo 2

　VK は母乳中の含有量が少ないため，1989 年に厚生省研究班から予防対策案が公表され，新生児期早期に 2 回と 1 か月期の合計 3 回の VK 内服が普及し，VK 欠乏性出血症が著減した．しかし，VK を 3 回内服してもなお出生 100,000 例あたり 0.2 例に本症が発症していることが判明し，さらなる発症抑制を目指して，2011 年に生後 3 か月以内は毎週 2 mg の VK を内服する方法も改定ガイドライン(https://www.jpeds.or.jp/uploads/files/saisin_110131.pdf)で示された．

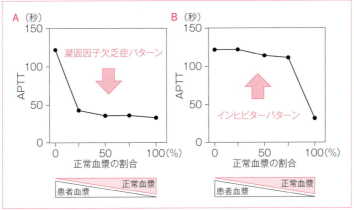

図4 クロスミキシング試験
APTTまたはPTの延長した患者血漿に正常血漿を混合し37℃，2時間インキュベート後に凝固能を測定する．本試験は凝固因子欠乏症パターン（A）か，インヒビターパターン（B）かの鑑別に有用である．重大な出血症状が存在し，かつ，個別の凝固因子活性値の検査結果がすぐに得られない場合のスクリーニングにも有用である．凝固因子欠乏症では，正常血漿が20～25％程度存在すればAPTT（またはPT）は正常域に補正され，50％存在すれば完全に補正される．一方，circulating anticoagulant（ループスアンチコアグラントや後天性インヒビターの発生など）が存在すると，正常血漿が20～50％存在しても，APTT（またはPT）は補正されない．

- 抗てんかん薬（カルバマゼピン，フェノバルビタール，フェニトインなど）内服中の妊婦から出生した新生児では，VK欠乏性の出血症状が発生しやすく，出生後早期に第1回目のVKの内服をする．
- 治療はVK製剤0.5～1.0 mg/kgを緩徐に静注する．肝臓の蛋白合成能力が著しく低下していない限り，0.5～2時間で止血効果を認める．

8）先天性血小板減少症

- 新生児期の診断は，母のITP，同種免疫性血小板減少症の除外が必要である．
- 血小板数減少の程度に応じた出血症状を伴う．ただし，Bernard-Soulier症候群の場合には，血小板機能低下も生じるため，血小板減少の割合に比較してより重篤な出血傾向を伴う．
- 先天性血小板減少症を疑うときの要点は，次の4点である．
  ①血小板減少症の家族歴がある．
  ②血小板減少症と出血傾向以外の臨床所見（難聴，腎機能異常，造血器疾患，骨格先天異常，免疫異常など）がある．
  ③血小板サイズ，塗抹標本所見に異常がある．
  ④慢性の経過であり，ITPの治療に抵抗性である．
- 血小板の大きさによって，大型血小板性先天性血小板減少症と小型・正常大血小板減少症の2群にわけて考えると，起因する遺伝子異常の違いが明確化されやすい[6]（→ Memo 3，Ⅳ-4「免疫性血小板減少症」参照）．

9）ループスアンチコアグラント

- 何らかの感染症（マイコプラズマ感染やアデノウイルス感染の報告が多い）に続発する．クロスミキシング試験が役立つ（図4）．
- APTTの延長，PTの延長（PTは正常の場合もある）を認める．

- 血液検査の異常が著しくても無症状の場合が多い．95例中80例（84％）が無症状，9例（10％）に出血症状，5例（5％）に血栓症状を認めたとの報告[7]がある．
- 通常無治療で観察，1～3か月ほどで自然に軽快する．

10）溶血性尿毒症症候群（hemolytic uremic syndrome：HUS）

- 溶血性貧血（破砕赤血球を伴いHb＜10 g/dL），血小板減少（＜150,000/μL），急性腎障害（血清Cr値が年齢・性別基準値の1.5倍以上）が3主徴である．
- 腸管出血性大腸菌（O157：H7など），肺炎球菌感染などに続発する．
- 腸管出血性大腸菌の分離培養，便ベロ毒素，便O157抗原，血清O157LPS抗体の検出は，HUSの補助診断になる．
- 喫食歴を詳細に問診すると同時に，集団発生の早期発見に努める．
- 血液検査所見では，貧血，血小板減少，BUN，Cr，LDH，FDPの上昇などを認める．
- 血小板輸血は微小血栓の形成を促進させる可能性があるため，原則としてすすめられない．ただし，出血傾向（血便を除く）や大量出血時にはその限りではない．
- 透析療法，血漿交換療法，脳症に対する治療などが必要となりうるため，専門施設に紹介する．
- 溶血性尿毒症症候群の診断・治療ガイドライン（http://www.jspn.jp/file/pdf/20140618_guideline.pdf）を参照．

> **Essence**
> 出血症状をきたす疾患は多岐にわたる．プライマリ・ケアの現場で遭遇する可能性の高い疾患としては，IgA血管炎，ITP，急性白血病があげられ，まれなものとして，HUS，DIC，血友病，VWDなどがあげられる．IgA血管炎以外は専門施設に紹介することが望ましい．

4．出血症状に出会ったときの対処

1）止血する

- 鼻出血：ティッシュまたはスポンゼルなどを詰め，鼻根部をしっかり押さえる．不十分な止血のままで仰臥位に保持すると，持続する出血が後鼻腔から嚥下され突然吐血することがある．座位で止血したほうがよい．
- 血友病の関節内出血：急性期はまずrest（安静），ice（冷却），compression（圧迫），elevation（挙上）のRICEを行う．

2）血小板輸血

- ITP：深部出血がない限り原則不要である．

> **Memo 3** 診断コンサルト連絡先（血小板の大きさでわける）
>
> ◆小型血小板減少症および正常大血小板減少症
> 東北大学大学院医学系研究科小児病態学分野　笹原　洋二
> 〒980-8574 宮城県仙台市青葉区星陵町1-1．TEL：022-717-7287，FAX：022-717-7290
> ◆大型，巨大血小板減少症
> 国立病院機構名古屋医療センター臨床研究センター高度診断研究部　國島　伸治
> 〒460-0001 愛知県名古屋市中区三の丸4-1-1．TEL：052-951-1111，FAX：052-951-0664

- 造血器疾患（急性白血病など）：血小板数 10,000～20,000/μL 未満を目安に濃厚血小板製剤を輸注する．0.5～1 単位/kg が目安である．

3) 凝固因子輸注

- 血友病：日本血栓止血学会のホームページ（http://www.jsth.org/）上で公開されているガイドラインを参考にする（Ⅳ-5「血友病の関節内出血と緊急の病態」参照）．
- VWD：高分子量 VWF マルチマーに富む VWF/第Ⅷ因子濃縮製剤を補充する．投与量は出血の種類や手術の侵襲度により調節し，凝固第Ⅷ因子として 20～60 単位/kg を止血まで 1 日 1 回静注することが基本である．

✉ こんなときは専門医へ

- 上記に掲載した小児出血性疾患のなかで，プライマリ・ケアの現場で対応できる疾患は IgA 血管炎のみである．したがって，IgA 血管炎以外の出血性疾患が疑われる場合は専門医への紹介が必要である．
- 緊急の搬送紹介は，①止血が困難である，②深部出血（頭蓋内出血など）がある，③輸血の適応がある，④血液検査上，著明な血小板減少（血小板数が＜10,000/μL）または／かつ著明な凝固機能異常（PT・APTT の延長）がある，などである．

👥 患児・保護者への説明のポイント

- 出血性素因には種々の疾患がある．予後良好なもの（IgA 血管炎）から緊急を要するものまでその範囲は広い．
- IgA 血管炎以外の疾患では，専門医の診断と治療が必要なことが多い．
- 遺伝性疾患を疑われる場合には，本人のみならず家族にも影響を及ぼしうる．診断や説明にあたっては，十分な配慮をするべきである．

文献

1) 浅野茂隆，池田康夫，内山 卓（監修）：出血傾向に関する検査．三輪血液病学 第3版．文光堂，2006：1968-1994.
2) Andrew M, Paes B, Milner R, et al. Development of the human coagulation system in the full-term infant. Blood 1987；70：165-172.
3) 齊藤剛仁，安藤美恵，八幡裕一郎，他．腸管出血性大腸菌感染症における溶血性尿毒症症候群，2015年．IASR 2016；37：97-98.
4) DIC 診断基準作成委員会：日本血栓止血学会 DIC 診断基準暫定案．日本血栓止血学会誌 2014；25：629-646.
5) 日本産婦人科・新生児血液学会，新生児 DIC 診断・治療指針作成ワーキンググループ：新生児 DIC 診断・治療指針 2016 年版．日本産婦人科・新生児血液学会誌 2016；25：3-34.
6) 國島伸治．小児疾患診療のための病態生理 3 改訂第 5 版．Ⅶ．血液・腫瘍性疾患．8．先天性血小板減少症と血小板機能異常症．小児内科 2016；48（増刊号）：890-895.
7) Male C, Lechner K, Eichinger S, et al. Clinical significance of lupus anticoagulants in children. J Pediatr 1999；134：199-205.

（松原　康策）

6 腹部に腫瘤が触れる

To Do

- ➡ 緊急処置が必要な状態かどうかを判断し，処置が必要な場合は診断をすすめながら処置を行う．
- ➡ 触診にて腫瘤の占拠部位，硬さ，表面の状態，可動性の有無，圧痛の有無を注意深く観察する．
- ➡ その他の身体所見異常をくまなく探索し，病歴を注意深く聴取する．腹部腫瘤の触知が唯一の症状であることは少ない．むしろ，ほかの症状で来院した患児のスクリーニングを進めるなかで腹部腫瘤が発見されることも少なくない．
- ➡ 全身状態が安定していれば，腹部超音波検査を施行する．さらなる精査は身体所見と超音波検査の結果を受けて考慮する．
- ➡ 子どもの「おなかが張っている」ことを心配して受診する保護者は少なくないが，腹部に悪性腫瘍のある患児で，かかりつけ医に「幼児はみんなそうだから」と様子をみるよういわれた，という患児を複数知っている．特に後腹膜の腫瘍や骨盤腫瘍では，圧排された消化管によって腹部膨満をきたすものの，腫瘍そのものは触れにくく，見逃されやすい．腹部膨満の訴えがあるときには必ず患児を仰臥位にし，消化管の背側に腫瘤がないか，しっかりと触診する．疑わしい場合は超音波検査を行う．
- ➡ 悪性腫瘍が疑われる場合は治療開始までの時間が重要となるほか，診断時に必要な検査も疾患により異なる．時間をかけず，速やかに紹介する．

Not To Do

- ✕ 安易に血液検査や侵襲を伴う検査は行わない．腹部腫瘤の大半は良性疾患である．

1. 腹部腫瘤を主訴とする患児が来院したら

- 緊急・準緊急に治療が必要かを念頭に置き，診断をすすめる．
- いつ，だれが，どのような状況で腫瘤に気づいたのか，注意深く病歴を聴取する．
- 腫瘤の占拠部位，硬さ，表面の状態（平滑，凹凸，臓器越しに触知するなど），可動性の有無，圧痛の有無を確認する．
- 全身の診察を忘れない．呼吸・循環・意識状態・姿勢・歩行・神経症状・貧血・脱水・黄疸・浮腫・色素沈着・頭部腫瘤・表在リンパ節腫大・鼠径部膨隆・肝脾腫・腹水など．

- 腹部腫瘤を呈する疾患には非腫瘍性病変も多く含まれる．安易にX線やCTを行うことは避ける．
- 患児の年齢，病歴，腫瘤の占拠部位によっておおまかな診断の目安をつけられることが多いが，この時点では先入観に捉われず幅広くスクリーニングを続けることが重要である．
- 腹部超音波検査は簡便かつ非侵襲的であり，さらなる精査をすすめるか否かを決定する場面で威力を発揮する．小児の腹部に明らかに腫瘤が触れるなら，病歴と身体所見で診断がつく場合（鼠径ヘルニアなど）を除き，超音波検査を行うべきである．

2. 診断のポイントと良性疾患・悪性疾患のおおまかな鑑別方法

1) 全身状態
- 全身倦怠感・活動性の低下・不機嫌・発熱・るい痩・貧血などは悪性腫瘍の存在を疑わせる．

2) 腹部の触診
- 年齢に応じた正常の所見を知る必要がある．新生児・乳児では肋骨弓が浅いため，肝臓や脾臓が触れる．日頃の全身診察の際に肝臓・脾臓が触知されるかどうか意識することが大事である．
- 「腹部に腫瘤を触れる」ことが主訴であれば話は難しくない．先に述べたように，「お腹が出ている」患児から腹部腫瘤を見出さなければならない．注意深い触診が求められる．
- 触診上腫瘤が悪性腫瘍なのかどうかを見分けることは困難であるが，悪性腫瘍の場合，腫瘤が非常に硬く触れる，可動性に乏しい，表面不整などの傾向はあり，必ずこれらの所見を取り記録する．

3) 腹部超音波検査
- 超音波検査により，すべての腫瘤について良性・悪性の鑑別を行うことは不可能であるが，補助的な診断ツールとして非常に有用である．
- 一般に囊胞成分のみにより構成される場合は良性疾患，充実成分が混在する場合は悪性疾患を疑う（年長女児の卵巣上皮性腫瘍など，一部の腫瘍は例外）．
- 表面凹凸，境界不明瞭，周囲の浮腫性変化などは悪性腫瘍に多くみられる特徴ではあるが，決め手とはならない．
- 肝臓，腹膜，Douglas窩など，他臓器への転移・播種の有無も調べる．
- 悪性腫瘍では血管新生が盛んでカラードプラ超音波（color Doppler ultrasonography：CDUS）では血流豊富な腫瘍として描出されることが多い．
- 腹水の存在は必ずしも悪性腫瘍を示唆しないが，病態を考える上で重要である．

3. 腹部に腫瘤を触れる疾患と超音波上の特徴

- 年齢や部位により多岐にわたる．図1に頻度が高いか，または迅速な診断が必要と思われる疾患を年齢別に列記した．また，図2は腹部超音波検査にて囊胞状に描出される疾患と混在・充実性に描出される疾患を列挙している．腫瘤が囊胞状であれば良性腫瘍の可能性が高い．一方，腫瘤が混在・充実性を呈し，内部が不均一で無構造である場合には悪性腫瘍を疑う必要がある．
- 以下にそれぞれの疾患の診察のポイントと超音波所見の特徴を列記する．

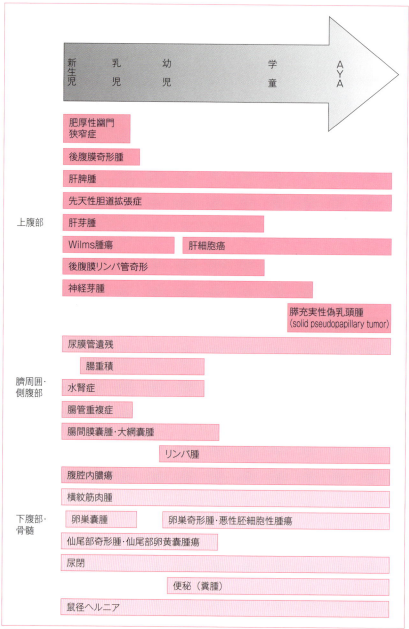

図1 年齢と発症部位による腹部腫瘤の鑑別

1）非腫瘍性良性疾患

a. 肥厚性幽門狭窄症

- 生後2週間～2か月ころにいわゆる噴水状の非胆汁性嘔吐で発症する疾患であり，男児・第一子に多いことが知られている．
- 肥厚した幽門筋は注意深い触診により硬い腫瘤（しばしば「オリーブ」と表現される）として触知される．この触診には熟練を要し，かつ，full stomachの状態では触れにくい．
- 超音波検査では全周性に肥厚した幽門筋が描出される．また胃内容が幽門を通過できない状態を確認することも大事である．

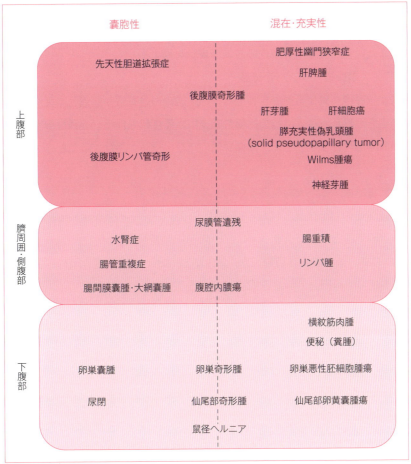

図2 腹部超音波検査所見と発症部位による腹部腫瘤の鑑別

b. 先天性胆道拡張症

- 腹部腫瘤・黄疸・腹痛が3主徴である．女児に多い．
- 灰白色便がみられることもある．膵・胆管合流異常を伴うことがほとんどで，膵炎を発症した児では原因として本症を除外する必要がある．
- 嚢腫型・紡錘型があり，嚢腫型では大きく腫れた総胆管や胆嚢を右季肋下に触れることがある．
- 超音波検査では総胆管径の拡大，肝内胆管の拡張，胆嚢腫大のほか，胆管内部に蛋白栓が描出されることもある．膵腫大，腹水などの所見を観察することも重要である．

c. 腹腔内膿瘍

- 腹腔内膿瘍は通常，発熱・圧痛を伴い，腹膜刺激症状がみられるが，発症からの経過が長い場合や前医で経口抗菌薬を処方されている場合は，これらの症状が不明瞭なこともある．背景疾患のない患児では急性虫垂炎に続発して起こることが多い．
- 超音波検査では大網や腸管壁などによりなる膿瘍壁と内部に大小の液体貯留を伴う像が描出される．モザイク状の内部構造から充実性腫瘍と紛らわしいこともある．

d. 腸管重複症

- 通常は捻転や腸重積による急性腹症として発症する．腫瘤は弾性硬で，可動性があり位置が大きく移動することもしばしばであるが，捻転を起こしている場合や後腹膜に連なる場合は動か

- ないこともある．
- 超音波検査では"double wall sign"または"muscular rim sign"と称される消化管壁構造を伴う球状または管腔状の内部が低吸収域の嚢胞を呈する．

e. 腸間膜嚢腫・大網嚢腫・リンパ管奇形

- 発生部位により呼称が異なるが，すべてリンパ組織の形成異常が原因と考えられている．巨大な嚢胞性腫瘤を形成し，ときに腸の捻転や感染による症状を伴う．菲薄な嚢胞壁が特徴的である．腸間膜嚢腫は可動性が大きく，画像評価のたびに位置が移動することがしばしばある．

f. 便秘

- ときに臍上部まで達する巨大な糞塊を触知することがある．
- この状況では多くの場合便秘ではなく便失禁（overflow incontinence）の状態となっており，便秘が原因であることを自覚していない患者・家族もいる．
- 超音波検査・X線検査で診断は容易だが，背景に Hirschsprung 病などの器質的疾患が潜んでいる可能性もあり，専門医の診察を仰ぐべきだろう．

2）良性腫瘍

a. 成熟奇形腫・未熟奇形腫

- 胚細胞腫瘍のうち，三胚葉に由来した成分を有し高分化なものを成熟奇形腫，より未熟な組織を有するものを未熟奇形腫と呼ぶ．年齢により好発部位が異なり，新生児・乳児では仙尾部や後腹膜に，また年長女児にしばしばみられる．成人では未熟奇形腫は中間悪性と捉えられることもあるが，小児では未熟奇形腫の予後は良好で，良性腫瘍と捉えられる．
- 成熟奇形腫の超音波像は多岐にわたるが，多くの場合，種々の成分を反映しモザイク状にうつる．歯牙や骨などの粗大な石灰化が描出されることもある．充実成分が主体となる場合もあるが，しばしば漿液性の内容液を含み，大きな嚢胞性病変として描出される．未熟奇形腫は充実性である場合が多く，超音波上，悪性腫瘍との鑑別は困難である．

①後腹膜奇形腫

　新生児・乳児・幼児期前期に好発し，しばしば巨大な腫瘤として発見される．内部は充実成分と嚢胞成分が混在し，粗大な石灰化もみられる．この部位にできる奇形腫の特徴として，良性腫瘍でありながら大血管・重要血管を巻き込みやすいことがあげられ，重大な手術合併症を伴うリスクがある．

　また，腹腔内精巣に奇形腫が発生することがあり，この場合も後腹膜腫瘍として同定される．診察時に陰嚢の観察を行うことで，この病態を疑うことができる．

②仙尾部奇形腫

　新生児の仙尾部に突出する腫瘤として認められるが，Altman II〜IV型では骨盤内に病変が進展し，胎児腹腔内嚢胞として発見される例や尿閉を初発症状として来院する例もある．生後6か月前後から悪性転化することが知られ，可能な限り早期の手術が必要である．

3）悪性腫瘍

a. 肝腫瘍

- 乳幼児では肝芽腫が多く，小児肝悪性腫瘍の約8割を占める[1)2)]．
- 心窩部から臍部，大きいものでは骨盤まで連なり，前方に突出するような腹部腫瘤を触れる．

- 占拠部位により，可動性に乏しいものとそうでないものがある．
- 肝芽腫は超音波検査では，充実性で血流豊富な腫瘤として描出される．Expansiveな増殖形態をとるため，正常のGlisson構造は著しく圧排され，超音波検査でオリエンテーションをつけることがしばしば困難である．
- 乳幼児では肝血管腫，肝血管内皮腫，肝限局性結節性過形成，間葉性過誤腫などの良性腫瘍が発生することが知られ，鑑別を要する．
- そのほか，神経芽腫の肝転移は新生児から乳児の症例でみられることが多く，びまん性に多発する転移巣により著明な肝腫大をきたす．原発巣（主に副腎）が小さいことが多く，診断に注意を要する．
- 年長児では肝腫瘍そのものがまれで，肝細胞癌，未分化肉腫などが生じる．肝臓は腹側に位置する臓器のため，上腹部の膨満や腫瘤で気づかれることが多い．

b. 神経芽腫

- 1～4歳にピークを持ち，副腎・交感神経幹を原発とする[1,2]．
- 1歳半未満の若年発症例の予後は比較的良好であるが，年長児では初発時に遠隔転移を伴うことが多く，予後は不良である．
- 骨髄転移をきたしやすく，初発症状はしばしば歩行困難，跛行，不明熱などである．
- 後腹膜臓器で腹部腫瘤に気づかれにくいことと相まって，診断が遅れるケースも少なくない．
- 腫瘍は可動性に乏しく，硬い．
- 超音波検査では充実性腫瘤として描出され，一部に砂粒状の石灰化をみることもある．急激な増殖を反映し，内部に壊死に伴う低吸収域が混在しモザイク状にうつる．進行症例ではしばしば後腹膜リンパ節転移があり，主病変と融合して巨大な腫瘤のなかに重要血管が巻き込まれる．リンパ節により大動脈が脊椎から腹側に持ち上げられる"floating sign"は神経芽腫に特徴的である．

c. 腎腫瘍

- 小児期腎腫瘍の80％強がWilms腫瘍で，半数は2歳前に発症する[1,2]．
- Wilms腫瘍はしばしば巨大な腫瘤を触知されて気づかれる．肉眼的血尿を伴うことは比較的まれである．
- そのほかに明細胞肉腫（clear cell sarcoma of the kidney）や悪性ラブドイド腫瘍（malignant rhabdoid tumor），乳児期早期では先天性間葉芽腎腫（congenital mesoblastic nephroma）なども小児腎腫瘍に特徴的な組織型である．
- 年長児では腎細胞癌，特に学童期からAYA世代にかけてはXp11.2/TFE3転座腎細胞癌が多いことが特徴的である．超音波像のみでこれらの組織型を鑑別することは不可能である．
- Wilms腫瘍は，典型例では通常の超音波プローブでスケールアウトするような巨大な腫瘤として描出される．注意深く観察すると，腫瘍の上極または下極に著しく伸展された正常腎を同定できる．正常腎の辺縁は腫瘤によって薄く引き伸ばされる（beak sign）．

d. 横紋筋肉腫

- 発生部位が多岐にわたる腫瘍で，腹部では膀胱，前立腺，傍精巣，骨盤，腟，後腹膜，胆嚢などの臓器から発生し，腹部のどの部位に腫瘤があっても横紋筋肉腫である可能性がある．

- 乳児から成人まで広い年代に発生しうるのも特徴的である．膀胱・前立腺から発生するものは尿閉で気づかれることが多い．

e．悪性胚細胞腫瘍

- 成熟・未熟奇形腫と同様に発生部位は多岐にわたる．
- 充実成分主体のものが多いが，混合性胚細胞腫瘍では一部に成熟・未熟奇形腫が混在することもあり，その超音波像は多彩となる．

①卵巣悪性胚細胞腫瘍

卵黄嚢腫瘍と未分化胚細胞腫が多い．下腹部の巨大な充実性腫瘍として描出される．

②仙尾部卵黄嚢腫瘍

仙尾部奇形腫の多くは新生児期に尾部の突起に気づかれ診断・治療されるが，Altman Ⅳ型腫瘍では体外に突出する病変がなく，仙骨前面から骨盤腔に向かって進展するため新生児期には気づかれず，悪性転化により卵黄嚢腫瘍となって腫瘍が増殖し，症状が出現する例がある．

4．その他の診断に有用な検査

1）腫瘍マーカー

- 腫瘍マーカーの一部は外部委託で検査されており，結果を得られるまでに時間がかかることも少なくない．
- 上述した診断のプロセスを経て特定の悪性腫瘍が強く疑われる場合は，初診時に行われた検査の残検体を使って腫瘍マーカーを検索しておく．
- 専門施設に患者を紹介する場合にも，これらの情報が得られ次第追送することで，治療開始までの時間が節約できる可能性がある．

①神経芽腫：血清神経特異エノラーゼ（neuron specific enolase：NSE），尿中バニリルマンデル酸（vanillylmandelic acid：VMA）／クレアチニン（Cr）比，尿中ホモバニリン酸（homovanillic acid：HVA）／Cr比，LDH，血清フェリチン．

②肝芽腫：α-フェトプロテイン（α-fetoprotein：AFP）．

③胚細胞腫瘍：AFP，ヒト絨毛性ゴナドトロピンβ分画コア定量（human chorionic gonadotropin β subunit：βhCG）．

最後に

- 腹部に腫瘤を触れる疾患は多様であり，また腹部に腫瘤があってもそれ自体は症状として現れず，腹部膨満やその他の随伴症状が主訴となっている可能性もある．悪性腫瘍の頻度は極めて低いが，診断と迅速な治療の開始が重要な疾患群であり，速やかに専門医への紹介が必要なものとそうでないものを見極めることが肝要である．
- 腹部超音波検査は侵襲が少なく，かつ有用な情報をもたらす検査法であり，腹部腫瘤を疑われる患児には積極的に施行されるべきである．

✉ こんなときは専門医へ

- 良性・悪性に限らず，腫瘍性病変を認めた場合は専門性の高い診断と治療が求められる．時間

をかけずに速やかに専門施設に相談する．紹介先としては小児血液・がん専門医と小児がん認定外科医（または小児外科専門医）が揃った施設が適している．
- 非腫瘍性病変の場合は，それぞれの疾患を専門とする施設に紹介する．
- Oncologic emergency で一刻の猶予もない場合は，専門施設に相談しながら応急処置を施し，搬送のタイミングを検討する．

患児・保護者への説明のポイント

- 腫瘍性病変であった場合，良性・悪性にかかわらず「腫瘍がある」という担当医からの言葉は医療者側の想像以上に患児や家族に不安を与えることに留意する．
- たとえ悪性腫瘍である可能性が高い場合でも，診断名のみを伝えることは説明を行っていないのに等しい．その先の精査の進め方，治療の概要についての説明も含めなければ患児や家族は余計に混乱する．よって，病状の説明は紹介先の専門医に委ねるべきである．

文献

1) 日本小児外科学会悪性腫瘍委員会：小児の外科的悪性腫瘍．2015 年登録症例の全国集計結果の報告．日小外会誌 2017；53：115-150．
2) 日本小児外科学会悪性腫瘍委員会：小児の外科的悪性腫瘍．2014 年登録症例の全国集計結果の報告．日小外会誌 2016；52：135-170．

（菱木　知郎）

7 骨髄検査をしようと思う

To Do

- ➡ 血球の増加や減少，血液中への異常細胞の出現など，血液疾患や腫瘍性疾患が疑われる場合は，骨髄検査の適応を積極的に検討する．
- ➡ 骨髄穿刺検査結果の評価には，専門的知識を要する．また，骨髄の正確な評価には，形態学的評価だけでなく，細胞表面マーカー検査や遺伝子・染色体検査，さらにより専門的な手技である骨髄生検を必要とすることも多い．したがって，小児血液・がん専門医に積極的に紹介すべきである．

Not To Do

- ✗ 凝固異常による出血傾向がある場合や，穿刺部位に感染などの炎症がある場合は，骨髄穿刺や生検をしてはならない．
- ✗ 血液疾患が疑われる患者に対して，やむを得ない場合を除き（アレルギーなど），骨髄検査を実施する前にステロイドを投与することは極力避ける．

1. 骨髄検査とは？

- 骨髄は，骨のなかで骨皮質に囲まれている，造血が行われている組織である．造血機能を有する赤色骨髄と，造血機能を失って脂肪に置き換わった黄色骨髄とがあるが，幼児期までは赤色骨髄が全身の骨に分布するものの，加齢とともに四肢の骨などは黄色骨髄に置き換わる．
- 骨髄検査には，骨髄に針を穿刺して骨髄液を吸引する「骨髄穿刺（bone marrow aspiration）」と骨髄組織を直接採取する「骨髄生検（bone marrow biopsy）」とがある．
- 骨髄検査は，血液疾患や腫瘍性疾患の診断や進行度の判定，治療効果の判定に必要不可欠な検査である．

2. 骨髄検査を行う目的は？

- 血液中に異常細胞の増加を認めており，その原因を調べる．
- 血球（白血球，赤血球，血小板）の増加，または減少を認めており，その原因を調べる．
- 血液中の異常細胞出現や，血球の増加・減少はないものの，腫瘍性病変や不明熱があり，血液疾患や腫瘍性疾患が疑われる．

- 白血病などの血液疾患，その他固形腫瘍の進行度を判定する．
- 白血病などの血液疾患，その他固形腫瘍の治療効果を判定する．
- 血液疾患ではないが，骨髄検査所見が診断に有用な疾患が疑われる（Gaucher 病や Niemann-Pick 病など）．

3. 骨髄検査の方法

1）骨髄穿刺の方法

- 骨髄に穿刺針を穿刺して，骨髄液を吸引する検査である．
- 凝固異常による出血傾向がある場合や，穿刺予定部位周囲に感染などの炎症がある場合は，禁忌である．血小板減少による出血傾向は，検査後の十分な圧迫止血をすれば実施可能である．
- 通常は，患者を腹臥位（うつぶせ）にして，左右いずれかの後腸骨陵を穿刺し，必要な量の骨髄血を吸引する．かつて，成人では胸骨穿刺が広く行われていたが，気胸や血胸，心タンポナーデなどの合併症リスクがあることから，最近は，成人でも後腸骨アプローチが一般的である．
- リンパ腫や固形腫瘍で骨髄転移の有無について検索する目的で，骨髄検査を行う場合には，転移腫瘍細胞が均一に分布していないこともあるため，左右複数箇所からの穿刺吸引が行われる．
- 腹部膨満が強いなど，患者を腹臥位にすることが困難であるときは，前腸骨棘や脛骨などを穿刺する場合もある．
- 骨髄穿刺は痛みを伴うため，痛覚受容体の分布する皮膚，皮下組織，骨膜に十分な局所麻酔を行う．なお，骨髄液吸引時にも痛みが生じるが，素早く吸引を行うことで痛みを最小限に抑えることができる．なお，小児では処置時の苦痛緩和のため，鎮静下で行われることが多い．
- 穿刺部位の皮膚消毒，局所麻酔に引き続き，骨髄穿刺針を骨膜表面に対して垂直に立てるようにして針をすすめる．骨髄穿刺針を回転させながら，先端を骨皮質内から骨髄腔内にすすめる（このとき，抜けたような感覚がする）．手を放しても穿刺針がしっかりと直立しているようであれば，針の先端がしっかりと骨髄腔内に入っていると考えられる（図 1）．
- 穿刺針の先端が骨髄腔内に達したようであれば，内筒を抜き，シリンジを外筒に接続して，骨髄液の吸引を行う．吸引を続けるうちに末梢血が混入してくるため，最初に吸引した少量（0.1～0.2 mL）の骨髄液を，骨髄細胞の形態観察目的に作成する塗抹標本用とする．このと

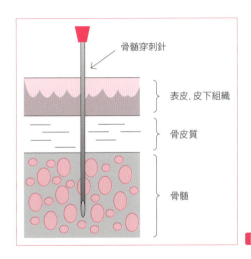

図 1 骨髄穿刺

き，十分な枚数の塗抹標本を作成する（最低10枚）．また，塗抹標本作成後に余った骨髄液は，凝固させた後にホルマリン固定し，クロット標本を作成する．塗抹標本が個々の細胞形態を観察するのに優れている一方で，クロット標本は細胞密度，巨核球の状態，間質の状態を観察するのに適している．
- その後必要に応じて，細胞表面マーカー用，遺伝子・染色体検査用，細胞保存用に検体を追加で採取するが，骨髄液は凝固しやすいため，検体採取後は速やかに骨髄液保存液（RPMI液等）の入った容器に分注を行う．あるいは，あらかじめヘパリンが少量入ったシリンジで骨髄液の吸引を行う．
- 検体採取後は骨髄穿刺針を抜いて，穿刺場所をしっかりと圧迫止血し，皮膚消毒を行う．

> **Essence**
>
> 骨髄穿刺は，小児患者においては，通常鎮静下に腹臥位で後腸骨アプローチにより行う．凝固異常による出血傾向を伴う場合は禁忌である．

2）骨髄生検の方法

- 骨髄に生検針を穿刺して，骨髄組織を採取する検査である．
- 骨髄生検標本は，骨髄穿刺標本よりも細胞密度や造血細胞の分布状態・割合・成熟状態，間質の評価に優れている．特に吸引困難（ドライタップ，→Memo 1 参照）のため骨髄穿刺が不能であった場合や，骨髄状態の評価が重要である再生不良性貧血（骨髄不全症を含む）などの疾患を疑う場合には，必須の検査である．
- 生検針の穿刺方法は，基本的に骨髄穿刺の場合と同様である．針先が骨髄腔に達した後は，内筒を抜いてから，外筒のみをさらにすすめて，十分な量の骨髄組織が外筒内に収まるようにする．正確な病理学的評価のためには，採取された骨髄組織片が1cm以上の長さがあることが望ましく，可能であれば骨髄腔内で1cm以上外筒をすすめる．しかし，患者が乳幼児である場合などは，検査の安全性を加味してどこまで外筒をすすめるのか判断する．
- 生検針を左右に振り動かし，外筒内に収まった骨髄組織を切り離したら，外筒をゆっくり回転させながら引き抜く．
- 外筒の針先からプローブを挿入し，骨髄組織を回収する．

3）骨髄検査の際に起こりうる合併症

- 局所麻酔薬によるアレルギー症状（発疹や血圧低下など）．
- 鎮静薬による呼吸抑制などの合併症．特に，高度の貧血を呈している場合は要注意である．酸素投与の準備をし，経皮的動脈血酸素飽和度モニターおよび心電図モニター装着による観察下で行う．また，誤嚥防止のため，水やお茶などのクリアウォーターは検査の2時間前まで，母

> **Memo 1**
>
> 骨髄穿刺の際に，骨髄液の吸引ができない，いわゆる「吸引困難（ドライタップ）」という状態に陥ることがある．大きく，①骨髄中の液体成分の減少（骨髄線維化など），②骨髄中の細胞成分の増加（packed marrow ともいう．白血病で多い），が原因で起こる．この場合，骨髄の状態評価のために骨髄生検が必要となる．なお，骨髄穿刺手技自体の問題（穿刺針の先端が骨髄腔内に達していないなど）で吸引ができない場合もあるため，注意が必要である．

表1 骨髄検査が有用な疾患と主な骨髄所見

疾患		典型的な骨髄所見
白血病	急性リンパ性白血病	白血病細胞の増加（全有核細胞の25％以上）
	急性骨髄性白血病	白血病細胞の増加（全有核細胞の20％以上）
	慢性骨髄性白血病（慢性期）	過形成骨髄．各成熟段階の顆粒球系細胞．好塩基球や好酸球の増加
	若年性骨髄単球性白血病	骨髄球系細胞の過形成．芽球は20％未満
骨髄異形成症候群	芽球増加を伴う不応性貧血	2系統以上の細胞に，あるいは1系統において10％以上の細胞に異形成を認める．5〜20％未満の芽球
	小児不応性血球減少症	2系統以上の細胞に，あるいは1系統において10％以上の細胞に異形成を認める．多くの場合，低形成骨髄
リンパ腫や固形腫瘍の骨髄浸潤		腫瘍細胞の浸潤．神経芽腫ではロゼット形成
再生不良性貧血		低形成骨髄
遺伝性骨髄不全症候群*	Fanconi貧血	低形成骨髄
	Schwachman-Diamond症候群	低形成骨髄．軽度の異形成
	先天性角化不全症	低形成骨髄
	Diamond-Blackfan貧血	赤芽球前駆細胞の消失を伴う正形成骨髄
	重症先天性好中球減少症	前骨髄球，骨髄球での成熟障害
	先天性無巨核球性血小板減少症	巨核球の著減．骨髄不全へ移行する
血球貪食性リンパ組織球症		低形成骨髄．血球を貪食するマクロファージが増加
免疫性血小板減少症		巨核球の増加
その他	Gaucher病	泡沫細胞（＝Gaucher細胞）
	Niemann-Pick病	泡沫細胞（＝Niemann-Pick細胞）
	リーシュマニア症（カラアザール）	マクロファージ中に病原体

＊：骨髄異形成症候群や急性骨髄性白血病としてみつかることもある

- 乳やミルク・食事は6時間前までという飲食制限を行う．
- 穿刺部位の出血，疼痛，血腫形成，感染，骨折など．
- 臓器損傷（腸骨からの穿刺の場合，腸管，腎臓，膀胱など），血管損傷，神経損傷（脊髄を含む）．透明の滅菌ドレープを使うのが望ましい．
- 穿刺針が折れてしまう．小児患者ではまれだが，骨皮質の硬い成人患者では注意が必要である．

4．骨髄検査が診断に役立つ疾患（表1）

1）白血病

- 急性白血病では，骨髄における白血病細胞（芽球）の増殖を認める．急性リンパ性白血病（acute lymphoblastic leukemia：ALL）においては骨髄中の全有核細胞中25％以上の芽球を認めた場合に（図2），急性骨髄性白血病（acute myeloid leukemia：AML）においては20％以上の芽球を認めた場合に，確定診断できる．白血病が疑われるものの，芽球比率が診断基準を満たさない場合，一定期間（1〜2週間）をおいて，繰り返し骨髄検査を実施する．
- AMLの一部の病型〔t（8；21）陽性例，inv（16）陽性例，t（15；17）陽性例〕では，骨髄中の芽球比率が20％未満であっても，確定診断できる．
- AMLの一病型である急性巨核芽球性白血病（FAB分類-M7）では，骨髄線維症を高率にきたし，しばしば吸引困難（ドライタップ）となる．その場合，確定診断のために骨髄生検が必要となる．Down症候群や年少児（2歳未満）のAMLに多い．
- 急性白血病の形態診断には，骨髄塗抹標本のRomanowsky染色（May-Giemsa染色や

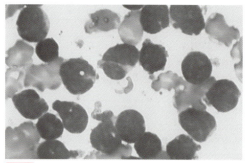

図2 B前駆細胞性急性リンパ性白血病〔カラー口絵2〕
同じような形態をしたリンパ芽球（＝白血病細胞）を多数認める．

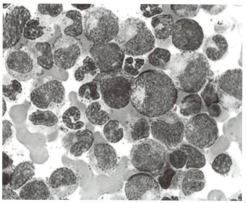

図3 慢性骨髄性白血病（慢性期）〔カラー口絵3〕
各成熟段階の顆粒球系細胞を認める．

Wright-Giemsa染色）のほかに，特殊染色が必要となる．1つはペルオキシダーゼ染色で，ALLでは陰性になり，AMLでは多くの場合陽性になる．しかし，AMLでも，最未分化型（FAB-M0），急性単球性白血病（FAB-M5），急性赤白血病（FAB-M6），急性巨核芽球性白血病（FAB-M7）では陰性になる．急性骨髄単球性白血病（FAB-M4）や急性単球性白血病（FAB-M5）の形態診断には，エステラーゼ二重染色が必要である．なお，急性白血病の病型診断において，形態診断のみでは限界があり，細胞表面マーカー検査や遺伝子染色体検査（→ Memo 2参照）を並行して行う必要がある．

● 慢性骨髄性白血病（chronic myelogenous leukemia：CML）は，慢性期，移行期，急性転化期に病期がわかれる．慢性期の骨髄所見では，各成熟段階の顆粒球系細胞を認める（図3）．この点が，通常単一の芽球の増殖を認める急性白血病との違いである．そのほか，好塩基球や好酸球の増加も認める．移行期，急性転化期の骨髄像は急性白血病様である．なお，確定診断は，染色体検査にてt（9；22）を，または遺伝子検査にて *BCR-ABL1* 融合遺伝子を同定することによる．

● 若年性骨髄単球性白血病（juvenile myelomonocytic leukemia：JMML）では，骨髄中の芽球比率は20％未満である．顆粒球コロニー刺激因子に対する高感受性や，末梢血中の単球増加（>1,000/μL），*RAS*，*PTPN11*，*CBL* 遺伝子変異の有無などによって確定診断される．

> **Essence**
>
> 骨髄検査は白血病の確定診断に結びつく検査であるが，病型を含めた正確な診断には，形態診断のみならず，細胞表面マーカー検査，遺伝子・染色体検査などを組み合わせる必要がある．

2) 骨髄異形成症候群

● 骨髄異形成症候群（myelodysplastic syndromes：MDS）は造血幹細胞のクローン性異常に

Memo 2

白血病や骨髄異形成症候群，再生不良性貧血などの診断を目的として骨髄検査を行う際に，通常は染色体検査が行われる．このとき，体細胞の染色体異常が偶然みつかることがあるため，検査の前にあらかじめその可能性，さらに異常がみつかった際の対応について，患者またはその代諾者に説明しておくことが望ましい．

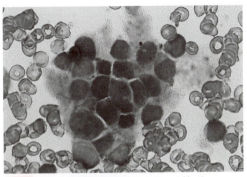

図4 神経芽腫の骨髄浸潤〔カラー口絵4〕
腫瘍細胞集塊と細胞外の線維状物質を認める.

よって無効造血をきたす疾患である.
- 芽球の増加を伴うタイプと伴わないタイプにわかれるが，骨髄では2系統以上の細胞に，あるいは1系統において10%以上の細胞に異形成を認める.
- 芽球の増加を伴うタイプ，すなわち「芽球増加を伴う不応性貧血（refractory anemia with excess blasts：RAEB）」では，骨髄中に5～20%未満の芽球を認める.
- 芽球の増加を伴わないタイプ，すなわち「小児不応性血球減少症（refractory cytopenia of childhood：RCC）」では，多くの場合，低形成骨髄を示す.したがって，再生不良性貧血との鑑別のため，骨髄生検が必要となる.
- MDSの診断には，骨髄塗抹標本だけでなく，末梢血塗抹標本の評価も非常に重要である.
- Down症候群児（多くの場合，4歳以下）におけるMDSは，AMLと臨床的意義は同一視されており，2008年，2016年のWHO分類では「Down症候群関連骨髄性白血病（myeloid leukemia associated with Down syndrome：ML-DS）」というカテゴリーにまとめられている.

> **Essence**
> MDSの診断に骨髄生検を含めた骨髄検査は必須であり，末梢血の形態評価も重要である.鑑別診断も含めて診断は容易ではなく，専門医による判定が必要である.

3）リンパ腫や固形腫瘍の骨髄浸潤
- リンパ腫や固形腫瘍の病期診断において，骨髄浸潤の有無の確認は必要不可欠である.特に小児で固形腫瘍の骨髄転移をきたすのは，神経芽腫や横紋筋肉腫のことが多い.
- リンパ腫や固形腫瘍の確定診断は，原発腫瘍の生検による病理診断が原則である.しかし，リンパ腫や神経芽腫などでは，骨髄検査が診断確定に結びつくことがある.神経芽腫の場合，左右両側の腸骨穿刺吸引骨髄細胞診と両側の骨髄生検によって明確な腫瘍細胞を認め，尿中または血中カテコラミン代謝産物値が高値を示していれば，確定診断できる（図4）.

4）骨髄不全症（再生不良性貧血を含む）
- 先天的または後天的要因により，造血細胞の増殖や分化が障害され，汎血球減少症や単一系統の血球減少症をきたす.
- 先天的な要因によるものとして重要なのは，遺伝性骨髄不全症候群（inherited bone marrow

failure syndrome：IBMFS）である．汎血球減少症を呈するものとして，Fanconi貧血，Schwachman-Diamond症候群，先天性角化不全症などがある．単一系統血球減少症を呈するものとして，赤芽球系ではDiamond-Blackfan貧血など，顆粒球系では重症先天性好中球減少症など，また血小板・巨核球系では先天性無巨核球性血小板減少症や橈骨欠損を伴う血小板減少症，骨髄悪性腫瘍傾向を伴った家族性血小板減少症などがある．特に年少児で骨髄不全症を認めた場合は，これらの疾患を念頭に置いて鑑別をすすめる必要がある．

- IBMFSはAMLやMDSをきっかけにみつかることもある．
- 小児の後天性再生不良性貧血のほとんどが特発性であり，自己免疫機序が推定されている．骨髄異形成症候群の一型である小児不応性血球減少症との鑑別がしばしば問題になるため，骨髄生検も必ず実施するべきである．
- そのほか，後天性再生不良性貧血の原因として，肝炎後，ウイルス感染，薬剤性などが重要である．

> **Essence**
>
> 骨髄検査は再生不良性貧血を含めた骨髄不全症の診断に必要不可欠であるが，正確な評価のためには骨髄生検を含めて行う必要がある．特に年少児においては，IBMFSである可能性を考慮して，鑑別診断をすすめる必要がある．

5）血球貪食性リンパ組織球症

- 血球貪食性リンパ組織球症（hemophagocytic lymphohistiocytosis：HLH）は，先天的あるいは後天的要因により，T細胞の活性化の異常とそれに続発するマクロファージの活性化および高サイトカイン血症が起こり，さまざまな臓器障害が引き起こされる疾患である．
- 先天的な要因によるHLH，すなわち原発性HLHには，家族性HLH（familial HL：FHL）とその他免疫疾患に伴うものがある．FHLには，perforin（*PRF1*）異常によるFHL2, Munc13-4（*UNC13D*）異常によるFHL3, syntaxin11（*STX11*）異常によるFHL4, Munc18-2（*STXBP2*）異常によるFHL5が知られている．免疫異常に伴うものとして，Griscelli症候群type 2, Hermansky-Pudlak症候群type 2, Chédiak-Higashi症候群，X連鎖リンパ増殖症候群（X-linked lymphoproliferative disease：XLP）などがある．特にFHLは緊急性の高い疾患であり，乳児でHLHを疑う場合は，FHLを念頭に置いて鑑別をすすめる必要がある．
- 二次性HLHは，ウイルス感染，細菌感染症，悪性腫瘍，膠原病，造血幹細胞移植など，さまざまな基礎疾患に続発する．わが国では，Epstein-Barr（EB）ウイルス感染症に続発するEB-HLHが多い．
- HLHの骨髄では，低形成のことが多く，血球を貪食するマクロファージが増加する（図5）．しかし，FHLでも1/3は発症時には血球貪食像を認めないため，血球貪食像を認めないことが本疾患の除外にはならない．
- このように，HLH患者において骨髄検査で必ず陽性所見が得られるわけではないが，白血病などの他疾患の鑑別には非常に有用である．少なくとも，ステロイドなどの投与を行う前には骨髄検査を実施することが望ましい．

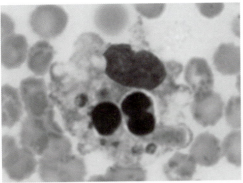

図5 血球貪食性リンパ組織球症でみられる血球貪食像〔カラー口絵5〕

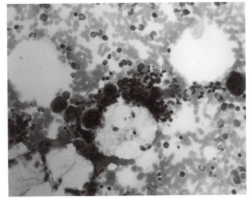

図6 免疫性血小板減少症〔カラー口絵6〕
巨核球の増多を認める.

Essence

HLHの診断に骨髄検査は有用だが,必ずしも典型的な貪食像を認めないこともあり,ほかの症状や所見と合わせて,診断する必要がある.いずれにしても,ステロイド等を開始する前には白血病などの他疾患を除外する意味においても,骨髄検査を行うことが望ましい.

6) 免疫性血小板減少症

- これまで「特発性血小板減少性紫斑病（idiopathic thrombocytopenic purpura：ITP）」と呼ばれていたが,免疫学的機序によって血小板が破壊される疾患群である,という概念から欧米を中心に「免疫性血小板減少症（immune thrombocytopenia：ITP）」という名称が提唱され,一般的になりつつある.自己免疫疾患（抗リン脂質抗体症候群など）やウイルス感染症,薬剤などによって起こる二次性ITPと,明らかな原因が特定されない一次性ITPにわかれる.
- 一次性ITPは小児の代表的な出血性疾患であり,一般小児科医が遭遇する機会も多い.
- ITP患者の骨髄では,巨核球の増加が特徴的な所見である（図6）.
- しかし,各種ガイドラインにも記載されているとおり,患者の病歴や身体所見,末梢血液データ等がITPとして典型的である場合は,骨髄検査を必要としない.米国血液学会のガイドラインでは,免疫グロブリン大量療法不応例やステロイド開始前症例においても,ルーチンの骨髄検査は不要としている[1].しかし,ITP以外の診断の可能性がわずかでもある場合で,特にステロイド開始を考慮する場合は,骨髄検査によって白血病や骨髄不全症など他疾患の除外を行うことが望ましい.

Essence

ITPの診断に骨髄検査は必須ではない.しかし,臨床像や経過が非典型的である場合や,ステロイド治療開始を検討する場合は,骨髄検査を行うことが望ましい.

7) その他

- Gaucher病は,グルコセレブロシダーゼ（β-グルコシダーゼ）活性の遺伝的低下あるいは欠損により,その基質である糖脂質のグルコセレブロシドが組織に蓄積するスフィンゴリピドーシスの1つで,常染色体劣性遺伝形式をとる.骨髄中に,グルコセレブロシドが蓄積したマク

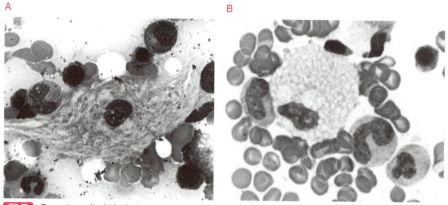

図7 Gaucher病（A）およびNiemann-Pick病（B）でみられる特徴的な泡沫細胞〔カラー口絵7〕

　ロファージ（＝Gaucher細胞）を認める（図7A）.
- Niemann-Pick病はライソゾーム病の1つで，酸性スフィンゴミエリナーゼが遺伝的に欠損するA型，B型と，NPC1またはNPC2蛋白の遺伝的異常によって起こるC型とがあり，いずれも常染色体劣性遺伝形式をとる．A型およびB型においてはスフィンゴミエリンを貪食したマクロファージが，C型においては分解できなかったコレステロールが蓄積したマクロファージが，いずれも泡沫細胞（＝Niemann-Pick細胞）として増加することが特徴的で，診断に有用である（図7B）．
- リーシュマニア症（カラアザール）など，いくつかの寄生虫感染症においても骨髄検査が有用である．

患児・保護者への説明のポイント

- 骨髄検査は，血液疾患や腫瘍性疾患の診断や治療効果判定に必須の検査である．
- 1回の検査で診断に至らないこともあり，繰り返し検査を行う必要がでてくることがある．
- 疾患によっては，正確な診断のために，骨髄の形態診断だけでなく，骨髄液を利用した細胞表面マーカー検査や遺伝子・染色体検査を行う必要があり，結果が得られるのに時間を要する．
- 日常的に行われている比較的安全性の高い検査であるが，穿刺手技に伴う合併症や，鎮静に伴う合併症などが起こりうる．

文献

1) Neunert C, Lim W, Crowther M, et al. The American Society of Hematology 2011 evidence-based practice guideline for immune thrombocytopenia. Blood 2011 ; 117 : 4190-4207.
・三輪史郎，渡辺陽之助：血液細胞アトラス　第4版．文光堂，1990．
・日本小児血液・がん学会（編）：小児・血液腫瘍学　初版．診断と治療社，2015．
・日本血液学会（編）：血液専門医テキスト　改訂第2版．南江堂，2015．

〔富澤　大輔〕

Ⅲ

画像で腫瘍がある！
画像が何か変！　どうする？

1 脳腫瘍

To Do

→ 小児が頭痛, 悪心・嘔吐, 歩行時のふらつきの3徴を呈したとき, 特にそれが進行性の場合は, 脳腫瘍による脳脊髄液腔の閉塞（閉塞性水頭症）を考え緊急手術が可能な脳外科医がいる救急センターへ直ちに受診.
→ 意識障害がある場合は, 緊急手術が可能な脳外科医がいる救急センターへ直ちに受診させる.
→ 脳腫瘍を疑われ, 症状に緊急性がある場合は, 患者を救急センターに紹介の上, 速やかに頭部CT（緊急時は単純撮影からで構わない）を撮影するべきである.
→ 進行性の神経症状がある場合, 即日または翌日までに速やかに受診.
→ 慢性の神経症状がある場合, 自覚症状がない場合も, 速やかな受診が必要.

Not To Do

✗ 専門医に紹介せずに経過観察してはいけない.
✗ 頭蓋内圧亢進症状がある場合に帰宅させてはいけない.

1. 脳腫瘍を疑う症状

- 小児の脳腫瘍の症状は多彩であり, ときに見逃されやすい（図1）.

1) 頭痛

- 頭痛は小児脳腫瘍患者の約1/3に認める診断時の最も多い症状であるが, 一方小児患者全般に頻度の高い訴えであり, 脳・脊髄腫瘍以外の疾患の症状であることが圧倒的に多い.
- ほとんどの脳腫瘍患者では, 頭痛の訴え以外に何らかの神経学的症候を伴う.
- 頭痛を訴える患者において, 意識障害, 歩行異常, 脳神経麻痺など, ほかの神経学的異常を伴う場合は中枢神経画像検査の適応となる.

Essence

画像で腫瘤がなくても, 脳腫瘍は否定できない！
単純CTで, 周囲の正常脳組織とX線吸収値と差がなく, みつけにくい脳腫瘍は少なくない.
後頭蓋窩や下垂体・トルコ鞍上部など, 頭蓋骨のアーティファクトが強く, 腫瘤を同定できないことも多い.
神経症状が比較的軽微な場合でも, 腫瘍から出血をきたして急変する可能性がある.

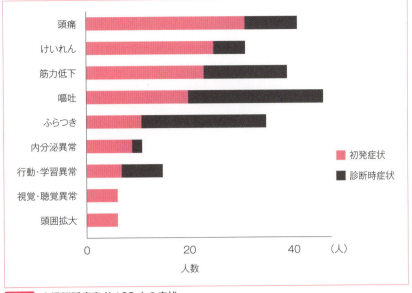

図1 小児脳腫瘍患者138人の症状

2) 頭蓋内圧亢進症状

- 小児が頭痛，悪心・嘔吐，歩行時のふらつきの3徴を呈したとき，特にそれが進行性の場合は，脳腫瘍による脳脊髄液腔の閉塞（閉塞性水頭症）を考えなくてはならない．
- これらの3徴は，小脳腫瘍患者に特に多く認められ，嘔吐はしばしば早朝に起こる．
- 緊急性の高い症状であり，緊急の中枢神経画像検査の適応となる．

3) 視機能・眼球運動異常

- 視神経やトルコ鞍上部に発生する腫瘍は視力・視野を障害する．
- しかし小児，特に年少児は，片眼の視力が極端に低下しても，大きな視野欠損があっても，緩徐に進行する場合は相当重度になるまで本人も家族も気づかないことが多い．
- 眼球運動異常は，脳幹部・松果体・小脳腫瘍で生じることが多い．
- 上方注視麻痺，偽Argyll Robertson瞳孔，輻輳・眼球後退眼振，上眼瞼の後退（Collier's サイン），正面眼位における下向きの眼位（落陽現象）からなるParinaud症候群は，中脳背側の腫瘍に特徴的である．

4) 内分泌異常

- 脳腫瘍の診断の何か月も前から，内分泌異常をきたしていることもまれではない．
- 脳腫瘍に関連する内分泌異常による症状のなかで頻度が高いものは，思春期異常（早発・遅発），食欲不振（間脳症候群），多飲多尿（尿崩症）であり，視床下部―下垂体に発生する腫瘍（下垂体線腫，胚細胞腫瘍，低悪性度グリオーマ）によって生じる．

5) けいれん・精神症状

- 大脳皮質に発生する脳腫瘍の初発症状として，けいれん（特に部分けいれん）は多い．
- 一方で，大多数の初発けいれんの原因は脳腫瘍以外であり，脳腫瘍によるものは4%程度と考えられている．
- 基底核，中脳，白質深部に発生する胚細胞腫瘍や低悪性度グリオーマによって，チック，運動

障害，学習障害が起こることがある．

6）年少児の症状

- 年少児の脳腫瘍の初発症状のうち頻度が高いのは，頭囲拡大，嘔吐，不機嫌，不活発であるが，見逃されやすいものとしては，体重増加不良と早期の利き手決定や変更があげられる．
- 体重増加不良は間脳症候群によるもので，ほとんどの場合，その原因は視床下部─視交差に発生する低悪性度グリオーマである．
- 利き手が早期に決まったり，変化したりすることは，上位運動ニューロン異常が原因であり，大脳皮質や脊髄の腫瘍が原因となることがある．

2. 脳腫瘍を疑ったときの診察と診断

1）神経学的診察

- 脳・脊髄腫瘍を疑われた患児に対しては，徹底した神経学的診察が重要である．
- 実際，小児脳・脊髄腫瘍患者のほとんどにおいて，発症時に何らかの神経学的異常を診察によってみつけることが可能である．
- 脳・脊髄腫瘍を疑う患者における神経学的診察の評価項目は，意識状態，脳神経，運動神経，感覚神経，腱反射，協調運動，歩行である．
- 小児脳・脊髄腫瘍を疑う患者の診察において，全身の皮膚診察は神経線維腫症や結節性硬化症の診断のため，重要である．

2）神経画像検索

- 上記の脳・脊髄神経腫瘍を疑う症候を呈する患者に，神経学的診察上の異常を認めた場合，神経画像検索を行うことになる．
- 脳腫瘍を疑われ，症状に緊急性がある場合は，患者を救急センターに紹介の上，速やかに頭部CT（緊急時は単純撮影からで構わない）を撮影するべきである．
- 単純CTでは，脳幹部，小脳，トルコ鞍上部の腫瘍，そして白質の浸潤性腫瘍が見逃されやすいことは注意すべきである．
- 脳腫瘍を疑う異常像を認めた場合，もしくはCT上の異常は認めないが，引き続き脳・脊髄腫瘍の存在が否定できない場合には，脳と全脊髄の単純およびガドリニウム造影MRI撮影を行うべきである．
- 画像上腫瘤を認めた場合，脳腫瘍とそれ以外の疾患について鑑別を行う．
- 脳腫瘍は非常に種類が多く（図2），確定診断を画像診断のみで行うことは困難であるが，主要な小児脳腫瘍と鑑別についてまとめた（表1）．

3）確定病理診断

- 原発性脳腫瘍が強く疑われた場合，原則として確定診断のための脳神経外科手術が必要である．
- 一期的腫瘍摘出術を行うか，生検術を行うかは，腫瘍の部位，症状，予想される腫瘍の種類などによって，脳神経外科，放射線診断科，小児腫瘍科で，速やかに話し合い総合的に判断する（図3）．
- 開頭術以外にも，水頭症治療のための第3脳室開窓術と同時に行う内視鏡的生検や，定位的腫瘍生検という選択肢もある．

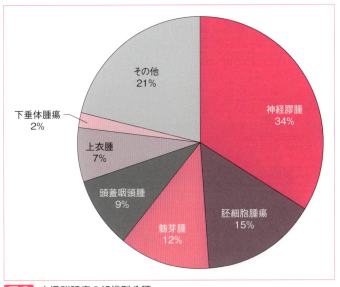

図2 小児脳腫瘍の組織型分類

表1 主要小児脳腫瘍と鑑別

		主な発生部位	好発年齢	その他の特徴
原発性脳腫瘍	低悪性度神経膠腫	小脳,視路,脳幹,大脳,脊髄	乳児—学童期	局在性
	高悪性度神経膠腫	大脳中心部,脳幹(橋)	幼児—学童期	びまん性進展
	髄芽腫	小脳	乳児—思春期	
	AT/RT	大脳,小脳	乳児—幼児	
	上衣腫	小脳,大脳,脊髄	幼児—学童期	
	胚細胞腫瘍	松果体,鞍上部,基底核	学童期—思春期	HCGおよびAFP上昇
	頭蓋咽頭腫	下垂体,鞍上部	学童期—思春期	
	脈絡叢腫瘍	側脳室,他脳室内	乳児—幼児	
原発性脳腫瘍以外	転移性腫瘍	大脳,脊髄	乳児—思春期	白血病,神経芽腫
	脳膿瘍	大脳	乳児—思春期	免疫不全,心疾患,耳鼻科
	LCH	下垂体,小脳	幼児—学童期	尿崩症
	変性疾患	大脳白質	学童期—思春期	時間空間的多発

AT/RT:非定型奇形腫様/ラブドイド腫瘍,LCH:Langerhans細胞組織球症

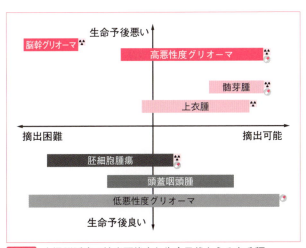

図3 小児脳腫瘍の摘出可能度と生命予後からみた分類
☢:放射線治療の適応,💊:化学療法の適応

- 中枢神経系胚細胞腫瘍患者では，血中や脳脊髄液中の腫瘍マーカー（HCG，AFP）が上昇していることが多く鑑別診断に有用であるが，腫瘍マーカーのみで診断して治療を行うことが可能な症例は限定的であり，専門家へのコンサルトを行ってから治療を行うべきである．
- 現代の小児脳腫瘍の正確な病理診断およびリスク分類には，経験の豊富な病理医による形態学的診断と，高度な技術を要する遺伝・分子学的検索が必須になってきている．
- 日本小児がん研究グループ（Japan Children's Cancer Group：JCCG）では，小児脳腫瘍の中央病理診断および分子診断を行っており，小児脳腫瘍を診療する施設はJCCGの固形腫瘍観察研究に参加し，積極的に中央診断を行うことが推奨される．

3. 小児脳腫瘍の治療

- 本書において，小児脳腫瘍の治療について詳細は割愛するが，プライマリ・ケアに従事する医師に，どうしても知っておいてほしい要点をあげる．

①小児脳腫瘍の多くは診断がつく前から緊急治療が必要なことが多い．
- 急激な閉塞性水頭症は，生命の危険であり，生存したとしても神経学的予後に重大な影響を与える緊急状態であり，外来や救急室で見逃してはならない．
- バイタルサイン，意識レベルの24時間モニタリングが可能な集中治療室，および小児に緊急ドレナージが可能な脳神経外科が常に待機している施設でしか，管理してはいけない．
- マンニトール，濃グリセリン・果糖，デキサメタゾンといった薬剤は，転院を待っている間でも速やかに開始することを考慮する．
- 尿崩症，抗利尿ホルモン不適切分泌症候群（syndrome of inappropriate secretion of antidiuretic hormone：SIADH），汎下垂体機能低下症など，重篤な症状と後遺症をきたし，電解質・内分泌異常を急性期に合併することが多いのも，小児脳腫瘍の特徴である．特に開頭術の周術期には，頻繁な電解質モニタリングと速やかな介入ができる集中治療室での管理が望ましい．
- 腫瘍そのものの圧迫による脳ヘルニアは，緊急開頭腫瘍摘出術による減圧でしか救命不可能である．

②小児脳腫瘍の初期治療（特に腫瘍摘出術）の成否が患児の生命・神経学的予後を大きく左右する．
- 緊急手術が必要なことが多い小児脳腫瘍ではあるが，緊急手術であっても高い専門性と経験が備わった脳外科医のもとで行われるのが理想である．
- 術前の準備が限られる緊急手術で，技量や経験を超えた摘出術が行われ，脳出血，脳梗塞，重要な脳神経や神経路の損傷を合併し，腫瘍が治療可能であるのにもかかわらず，不可逆的な神経障害を残してしまうことがある．
- 多くの小児脳腫瘍の緊急状態は，速やかな内科的介入と緊急ドレナージで改善し，安全に搬送できる状態を保つことが可能である．
- 小児脳腫瘍手術の経験と技術が高い施設へ患児を搬送することが，最終的な予後を決める大きな要素の1つであることは，過去の研究で明らかになっている．

③小児脳腫瘍の治療には，経験豊富な多職種チームが必要である．
- 経験豊富な多職種チームによる診療が行われる体制を各地域で整備し，プライマリ・ケアを担当する医療機関が，小児脳腫瘍を的確に診断し，速やかに専門チームに紹介することが，治療成績向上にとって重要である．
- 小児脳腫瘍の治療経験が高い施設への紹介は，脳神経外科医によって行われることが多いが，小児科医も積極的に，各ブロックの小児がん拠点病院の情報サービスを利用し，適切な診療施設を探す努力をするべきである．

✉ こんなときは専門医へ

- CT や MRI で脳腫瘍を疑う所見を認めたときは，自施設の脳神経外科に速やかに相談し，自施設で精査を進めるべきか，小児脳腫瘍の経験が豊富な専門施設へ紹介するべきかを判断する．
- 小児の脳腫瘍の手術が得意な脳神経外科医は限られており，紹介先の選択は慎重かつ迅速に行う必要がある．
- 各都道府県ブロックに，国が指定した小児がん拠点病院が 15 施設あり，がん情報サービスのホームページから探すことができる（https://hospdb.ganjoho.jp/kyotendb.nsf/xpChildSearchTop.xsp）．これらの拠点病院に問い合わせることで，小児脳腫瘍の診療経験が豊富な医療機関を紹介してもらうことが可能である．

👥 患児・保護者への説明のポイント

- 小児脳腫瘍は頻度が低い疾患であり，非特異的な症状や，より頻度の高い疾患でも認める症状で発症するため，診断までに時間がかかることは珍しくない．その場合，多くの患者家族は診断までに時間がかかってしまったことに，自責の念や怒りの感情をもつことはまれではない．診断までの経緯について善し悪しの判断はせず，患児にとって最善の診療を前向きに話し合っていくことが重要である．
- 小児脳腫瘍が画像で強く疑われる場合も，確定診断がつくまでは予後などについて，不確定なことを伝えないほうがよい．悪性度が高くても生存率が高い腫瘍がある一方で，悪性度が低くても長期予後がよくない腫瘍もあるからである．

文献

- Crawford J : Childhood brain tumors. Pediatr Rev 2013 ; 34 : 63-78.
- Report of Brain Tumor Registry of Japan (2001-2004) 13th Edition. Neurol Med Chir (Tokyo) 2014 ; 54 : 1-102.
- Wilne S, Collier J, Kennedy C, et al. Presentation of childhood CNS tumours : a systematic review and meta-analysis. Lancet Oncol 2007 ; 8 : 685-695.

（寺島　慶太）

2 縦隔腫瘍

To Do

- 胸部単純 X 線写真により縦隔腫瘍をみつけたら，腫瘍が縦隔のどの部位に位置するかを確認する．
- 乳幼児では正常胸腺の可能性を除外する．
- 病的な縦隔腫瘍の場合，oncologic emergency の有無を評価する．
- 体位による症状の変化に注意する．
- 専門施設に紹介するタイミングを検討する．
- 小児の縦隔腫瘍は日単位，さらに時間単位で増大傾向となることも珍しくない．Oncologic emergency の可能性が少しでも考えられる場合には，自施設に不用意にとどめることなくできる限り迅速に専門施設へ搬送すべきである．

Not To Do

- 縦隔腫瘍による気道圧迫がある場合，鎮静薬や筋弛緩薬の投与により，気道閉塞，循環不全を生じ，生命維持が困難な状況に陥る可能性がある．人員や機器の整った専門施設以外では決して実施してはならない．
- 診断前のステロイド投与により，腫瘍崩壊症候群による腎不全を呈する可能性や腫瘍が縮小したことで生検のアプローチが困難となり，診断の妨げとなる可能性があるため，ステロイド投与を安易に行うべきではない．

1. 縦隔腫瘍をみつけたら（図1）

- 胸部単純 X 線写真で縦隔腫瘍を疑った場合，正面像および側面像を参考に腫瘍の位置が前縦隔・中縦隔・後縦隔のどこに位置をするかを同定する（図2）．
- 前縦隔の場合，乳幼児では正常胸腺を鑑別する．乳幼児の胸腺では，胸腺が肋軟骨で圧排されるために生じる thymic wave sign，右肺野に突出する三角形の胸腺陰影がヨットの帆に似ていることから名付けられた sail sign が特徴的である（図3）．
- 正常胸腺が縦隔腫瘍と判断されて，専門施設に紹介される症例も少なくない（→ Memo 1 参照）．
- 正常胸腺は低侵襲な超音波検査により鑑別可能な場合が多い．

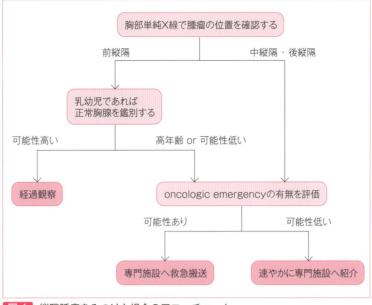

図1 縦隔腫瘍をみつけた場合のフローチャート

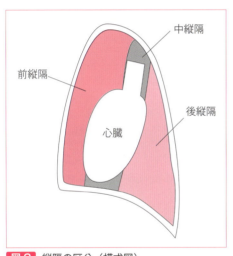

図2 縦隔の区分（模式図）

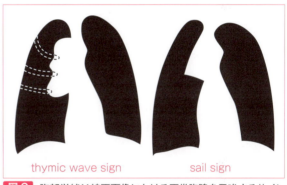

図3 胸部単純X線正面像における正常胸腺を示唆するサイン

- 正常胸腺とは考えられない場合，腫瘍の位置に応じたoncologic emergencyの有無を評価する．
- 前縦隔および中縦隔腫瘍の場合，腫瘍による圧迫に伴う上大静脈症候群（superior vena cava syndrome：SVCS）と上縦隔症候群（superior mediastinal syndrome：SMS）の有無を評価する．
- SVCSとSMSはしばしば併発する．
- 前・中縦隔腫瘍の主な症状は呼吸困難，咳，起座呼吸，嚥下障害，嗄声，顔面浮腫，胸痛である．
- 症状は臥位で増悪することが多いため，安易に臥床させてはならない．
- 腫瘍の拡がり，気道の状態などを評価するためにCTが必要だが，臥位保持に伴う呼吸状態悪

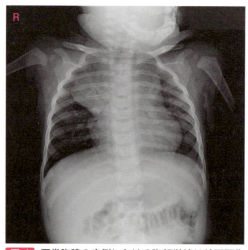

図4 正常胸腺の症例における胸部単純X線正面像

化に留意する.
- CTなどを行う際に，不用意に鎮静を行うと気道が閉塞し，呼吸循環不全に陥る可能性があり原則禁忌である．鎮静を行う場合には，リスクについて慎重に評価した上で，小児の救急専門医，麻酔科医などの人員，緊急挿管が可能な物品の用意のもと検査に臨むべきであり，専門施設で実施すべきである．
- 後縦隔腫瘍の場合，腫瘍による脊髄圧迫に伴う神経症状の有無を評価する．
- 後縦隔腫瘍の主な症状は，筋力低下，背部痛，感覚障害，膀胱直腸障害である．
- Oncologic emergencyと考えられる症状を呈している場合，様子をみずに迅速に専門施設への救急搬送を検討する．
- 軽度の咳があるなど症状が軽い場合でも急激に呼吸困難に陥ることもあるため，原則として同日中に専門施設への搬送を検討するべきである．
- 無症状の場合でも，可能な限り早いタイミングで専門施設への受診を検討する．
- 前縦隔腫瘍で発見される造血器腫瘍では，ステロイド投与により著明な縮小が得られることがある．少量のステロイド投与のみで腫瘍がほぼ消失してしまうような症例もあり，安易なステロイド投与により腫瘍崩壊症候群による腎不全，心停止につながる恐れがある．
- 診断前にステロイドが投与されたたために，生検実施が困難となることで診断が遅れ，ひいては疾患の治癒確率低下につながる可能性がある．絶対に必要な状況を除いて，診断前のステロイド投与は避けるべきである．

Memo 1　正常胸腺の症例紹介（図4）

生後7か月女児．前医にて胸部単純X線で縦隔腫瘍が疑われたため，当院に紹介受診した．当院では胸部超音波検査を実施し，正常胸腺と判断した．

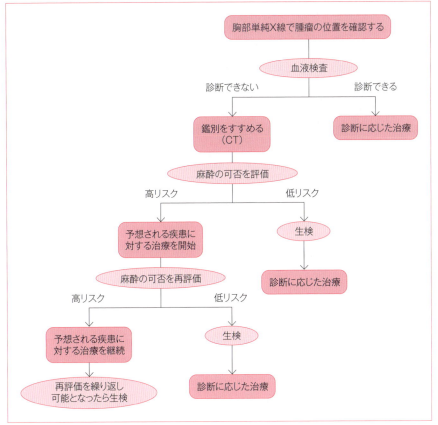

図5 縦隔腫瘍を鑑別する場合のフローチャート

表1 好発腫瘍

前縦隔	中縦隔	後縦隔
胸腺腫，悪性リンパ腫，白血病，奇形腫群，Langerhans 細胞組織球症，リンパ管腫，血管腫，心膜囊胞	悪性リンパ腫，気管支原性囊胞	神経原性腫瘍 　神経芽腫，神経節腫，神経節芽腫，神経鞘腫 消化管囊胞

> **Essence**
>
> 縦隔腫瘍をみつけたら，乳幼児では第一に正常胸腺を鑑別する．次に，腫瘍の位置と oncologic emergency の有無を評価し，早急に専門施設への受診（搬送）を検討する．

2. 縦隔腫瘍の鑑別と診断法（図5）

- 縦隔腫瘍の鑑別は専門施設で実施されるべきである．
- 小児の縦隔腫瘍は発生部位により好発する腫瘍が異なる（表1）．
- 前縦隔，中縦隔においては白血病／リンパ腫が，後縦隔においては神経芽腫を代表とする神経原性腫瘍が好発する．
- 以下，胸部単純Ｘ線写真で発見されることが多い前縦隔腫瘍を念頭に置いて，鑑別のポイントを述べる．

- 前縦隔腫瘍ではT細胞型急性リンパ性白血病，Hodgkinリンパ腫／非Hodgkinリンパ腫などの造血器腫瘍が好発する（→ Memo 2，Memo 3，Memo 4 参照）．
- 腫瘍の診断に組織診断が必須であることは言を俟たないが，なるべく低侵襲なアプローチで診断可能なサンプルを採取する方法がないか綿密に検討する．
- 最初に血液検査を実施し，診断につながる所見がないか検討する．
- 血液検査所見により白血病が疑われる場合には，骨髄検査を実施し，診断を確定後，治療を開始する．
- 無鎮静での骨髄検査実施のリスクが高い場合には末梢血を用いて暫定的に診断し，ステロイドの先行投与を行うことを検討する．
- 生検を検討する場合，組織採取の手技，全身麻酔の可否について生検を実施する外科系診療科の医師，麻酔科医などと慎重に協議する必要がある．
- 中等量以上の胸水が認められる場合には，胸腔穿刺により胸水を採取し，細胞診，セルブロックによる組織診，表面抗原検査などを組み合わせることで，診断につながる可能性がある．
- 縦隔以外にアプローチ可能な病変がないか慎重に評価する．例えば，頸部や腋窩のリンパ節が病的に腫脹していないかなど．
- 原則的に推奨されないが，下記の局所麻酔で生検を実施する場合などは針生検による組織採取

Memo 2　小児のリンパ腫

小児の前・中縦隔腫瘍において高頻度で認められるリンパ腫は，身体のあらゆる部位に発生する．疫学的には小児がん全体の約7〜10％を占め，白血病，脳腫瘍，神経芽腫に続く第4位の発症頻度である．初発の小児のリンパ腫は，適切な診断と初期対応がなされ，治療毒性に対して適正な予測と対応がなされれば，高率に治癒が期待できる疾患群といえる．しかしながら，急速に進行することが多く，診断時点で脊髄圧迫，気道狭窄，腸重積などのoncologic emergencyとなっていることが珍しくない．高率に治癒が期待できる疾患群であることを念頭に置き，小児がんに習熟した医師，スタッフによる適切な管理が求められる（詳細はⅡ-2「リンパ節が腫大している」参照）．

Memo 3　前縦隔腫瘍の症例紹介

当センターで前縦隔腫瘍の患者が搬送されてきた際には，到着後の評価が終わり次第，腫瘍内科医，集中治療医，麻酔科医，腫瘍外科医，放射線診断医，放射線治療医など関係各科が集まり，情報共有と診断のための生検アプローチについてのカンファレンスを実施し，方針を決定している．当院でのケースを紹介する．

【症例1】小学校高学年，女児，T細胞性リンパ芽球性リンパ腫（図6）
　主訴：顔面・頸部の腫脹，咳嗽，喘鳴
　画像評価：前縦隔に巨大な腫瘍あり．気管の圧排所見高度．両側気管支も扁平化している．
　方針：カンファレンスにより全身麻酔のリスクが高すぎると判断し，局所麻酔による針生検を実施した．上記診断で同日よりステロイド投与を開始し，症状は速やかに改善した．

【症例2】中学生，女児，T細胞性リンパ芽球性リンパ腫（図7）
　主訴：咳嗽
　画像評価：前縦隔に腫瘍あり．左胸水あり．気管の右側に圧排されているが，狭窄所見は明らかでない．
　方針：カンファレンスにより全身麻酔可能と判断．胸水は量が少なく，穿刺は困難．入院第2病日に全身麻酔下で頸部リンパ節生検を実施した．上記診断で同日よりステロイド投与を開始し，症状は速やかに改善した．

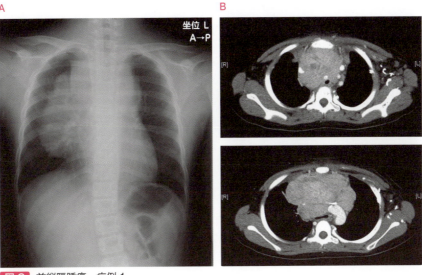

図6 前縦隔腫瘍 症例1
胸部単純X線正面像(A), 胸部造影CT像(B).

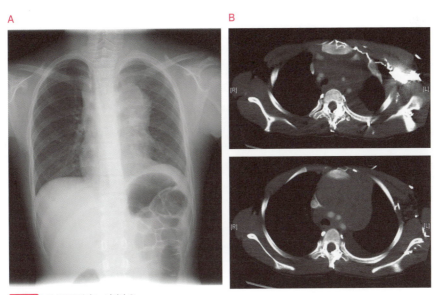

図7 前縦隔腫瘍 症例2
胸部単純X線正面像(A), 胸部造影CT像(B).

> **Memo 4** T細胞性急性リンパ芽球性白血病(T-cell acute lymphoblastic leukemia：T-ALL)とT細胞性リンパ芽球性リンパ腫(T-cell lymphoblastic lymphoma：T-LBL)

　小児の前縦隔腫瘍の代表疾患はT-ALLおよびT-LBLである．その両者について，異なる疾患とするべきか，同じ疾患の亜型と捉えるべきかについては未だに議論がある．最新のWHO分類(2016年改訂版)においてはT-lymphoblastic leukemia/lymphomaとして同一のカテゴリーに含まれている[1]．両者は10代に好発するなどの疫学的な面において，また形態学的にも非常に類似した点が多い．一方で，両者は免疫表現型においては微妙な違いを有し，部分的には分子遺伝学および細胞遺伝学に異なる特徴を持つことが報告されている[2]．これまで，特にT-LBLにおいて検体の採取および保存が難しく，十分な検体が確保できないことが解析の妨げとなっていたと考えられるが，近年の解析手法の進歩により，両者の異同についての解析がすすみ，さらなる情報の蓄積が望まれる．

を行うことがある.
- 全身麻酔による呼吸不全のリスクが許容できないと判断された場合,年長児においては局所麻酔での生検が可能かを検討する.
- 覚醒下での生検実施には大きな恐怖を伴う.可能であればチャイルド・ライフ・スペシャリスト(child life specialist)などの他職種との連携により児への事前の十分な説明(プレパレーション)と立会いが望ましい.
- 全身麻酔を実施する際には気管内挿管が不可能となる事態を想定し,必要に応じて extracorporeal membrane oxygenation(ECMO)導入を準備する.
- 血液検査で診断ができず,全身麻酔が高リスクかつ局所麻酔による生検実施が困難である場合には,腫瘍の縮小を目指した治療を開始する.
- 前縦隔に好発するリンパ腫はステロイドに反応することが多い.少量のステロイド投与を開始し,腫瘍崩壊症候群に対する十分な予防を行う.
- 呼吸窮迫が強い場合には,低線量の局所放射線照射を検討する.
- 治療による腫瘍の縮小を評価し,全身麻酔が可能となった時点で生検を行い,診断に応じた治療に変更する.

✉ こんなときは専門医へ

- 病的な縦隔腫瘍をみつけた場合,原則として専門医での精査を依頼する.
- Oncologic emergency の可能性がある場合には,できるだけ早く専門施設へ搬送する.
- 無症状,もしくは症状が軽度であったとしても,腫瘍の増大により急激に状態が悪化する可能性があるため,できる限り早く専門施設へ紹介する.

患児・保護者への説明のポイント

- 乳幼児で正常胸腺が疑われる場合には,いたずらに保護者の不安を増強させないように留意する.
- 病的な縦隔腫瘍の場合には,悪性腫瘍(小児がん)の可能性があることを説明する.
- 急速に生命が脅かされうる,もしくは恒久的機能障害を呈する可能性について説明し,専門施設での精査の必要性を説く.

> **Essence**
>
> 多くの白血病以外の縦隔腫瘍の診断には,組織診断が必須である.リンパ節や胸水など縦隔以外にアプローチ可能な病変があれば,そこからの採取を検討する.全身麻酔による気道閉塞のリスクが高い場合には,局所麻酔での生検が可能か検討する.それが難しい場合には,ステロイド投与や放射線照射などで腫瘍の縮小を図り,全身麻酔可能となった時点での生検を実施する.全身麻酔下での生検を行う場合には,必要に応じて ECMO の準備など万全を期して実施すべきである.

1) Swerdlow SH, Campo E, Pileri SA, et al. The 2016 revision of the World Health Organization classification of lymphoid

neoplasms. Blood 2016 ; 127 : 2375-2390.
2) Burkhardt B. Paediatric lymphoblastic T-cell leukaemia and lymphoma : one or two diseases? Br J Haematol 2010 ; 149 : 653-668.
・Pizzo PA, Poplack DG : Principles and practice of pediatric oncology sixth edition. Wolters Kluwer Health/Lippincott Williams & Wilkins, 2010.
・Jiang M, Bennani NN, Feldman AL : Lymphoma classification update : T-cell lymphomas, Hodgkin lymphomas, and histiocytic/dendritic cell neoplasms. Expert Rev Hematol 2017 ; 10 : 239-249.

〔大隅　朋生〕

3 脊髄腫瘍

To Do

➡ 脊髄腫瘍の症状としては運動麻痺，背部痛が多く，数か月にわたって徐々に進行してくることが多い．

➡ 麻痺が数日の経過で急速に進行する場合は悪性腫瘍を考えなければならない．

➡ 完全麻痺をきたした場合には，24〜48時間以内に手術による脊髄の減圧を行わなければ，麻痺が残存することが多い．

➡ 痛みは夜間に臥床してから増強することが特徴であり，安静により軽快しない痛みの場合には脊髄腫瘍を疑う．

➡ 感覚障害が上行性に進行する場合には髄外腫瘍を，下行性に広がる場合には髄内腫瘍を考える．

➡ 脊髄腫瘍の診断には，MRIが必要である．MRIが行えない場合，また，MRIで脊髄腫瘍の診断がついた場合でも小児血液・がん専門医による治療が必要であり，専門施設に紹介するのが望ましい（図1）．

Not To Do

✗ 症状の出現から，腫瘍の減圧までの時間が長いほど，その後に症状が残存する可能性が高くなり，診断のためのMRIを後回しにしない．

✗ 腰椎穿刺後に症状が悪化する場合もあり，不用意に行わない．

1. 脊髄腫瘍の診断

- 14歳未満の小児脳・脊髄腫瘍の発生率は人口10万につき5例程度とされており，うち約5〜10%が脊髄腫瘍とされている．
- 脊髄腫瘍の症状としては，運動麻痺と痛みが多い．
- 運動麻痺は脊髄腫瘍の50〜80%で認める．
- 運動麻痺は上位運動ニューロンの障害が多く，過緊張，腱反射亢進，Babinski反射陽性を示す．
- 脊髄円錐部，馬尾の腫瘍では弛緩性麻痺を示すことが多い．
- 乳幼児では運動麻痺がわかりにくいことがあり，運動発達の遅れ，歩きたがらない，不機嫌，

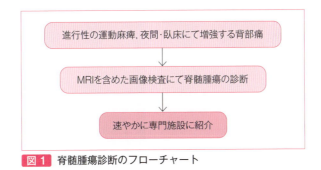

図1 脊髄腫瘍診断のフローチャート

- 繰り返す尿路感染などが，脊髄腫瘍からきていることがある．
- 痛みは脊髄腫瘍の 30〜60％ で認め，背部痛が最も多い．
- 脊髄神経根に対応したデルマトームで発生する根性疼痛は髄外腫瘍で多くみられる．
- 痛みが，安静，臥位で増強するのが脊髄腫瘍の特徴である．
- 膀胱直腸障害は脊髄腫瘍の約半数で認める．
- 側彎は脊髄腫瘍の約 1/4 で認める．
- 神経学的所見から脊髄の高位診断を行い，その部位の画像検査を行う．
- 脊椎 X 線単純撮影では，椎間孔の拡大，椎体後面の侵蝕像である scalloping，椎弓根部内側縁の侵蝕・椎弓根部間距離の開大を認めることがある．
- CT により石灰化を伴う腫瘍，骨破壊の程度が明瞭に描出される．
- 腫瘍の描出，脊柱管外への腫瘍の進展，浮腫・囊胞形成・脊髄空洞形成などの髄内変化の把握には MRI が最も有用である．

> **Essence**
>
> 進行性の運動麻痺，臥床・安静にて増強する背部痛を認める場合には脊髄腫瘍を疑って，MRI を含めた画像検査を行う．

2. 脊髄腫瘍の分類

- 脊髄腫瘍は，脊髄，硬膜と腫瘍の位置関係より硬膜外腫瘍（extradural tumor），硬膜内髄外腫瘍（intradural extramedullary tumor），髄内腫瘍（intramedullary tumor）に分類される．
- 小児では，これらの腫瘍の発生頻度はほぼ同程度とされている．

1）髄内腫瘍

- 小児では成人に比べ髄内腫瘍の頻度が高く，硬膜内腫瘍の 55％ 程度とされる．
- 星細胞腫（astrocytoma）が最多で，次いで上衣腫が多く，その比率は 2〜3：1 程度である．

a. 星細胞系腫瘍（図2）

- 星細胞系腫瘍では低悪性度：高悪性度は 3：1 と低悪性度のものが多い．
- 腫瘍と脊髄との境界は不明瞭で，脊髄の中心から外れて発育することが多い．
- 造影剤に染まることは比較的少なく，造影されても不均一に染まることが多い．

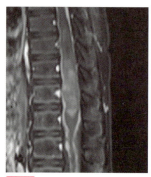
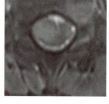

図2 星細胞系腫瘍

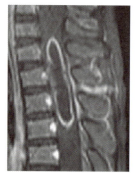
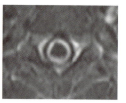

図3 上衣腫

b. 上衣腫（図3）

- 発症年齢は星細胞系腫瘍より高く3/4以上が5歳以上である.
- 脊髄中心管から発生し，脊髄との境界は比較的明瞭で，腫瘍の頭尾側に囊胞を伴うことが多く，造影剤に均一に染まることが多い.

c. 血管芽腫（図4）

- 囊胞を伴うことが多く，造影剤による著明な増強効果を示す.
- 多発性ではvon Hippel-Lindau病に合併するものを疑い，頭蓋内病変の検索も行う.
- 脊髄血管造影では，栄養血管と腫瘍陰影を認め，腫瘍陰影が脊髄動静脈奇形との鑑別の上で重要である.

d. 髄内腫瘍と鑑別すべき非腫瘍性髄内病変

- 髄内腫瘍と鑑別すべき代表的な非腫瘍性髄内病変として，多発性硬化症（multiple sclerosis：MS）や脊髄炎があげられる.
- MSの発症から間もない時期は，脊髄は腫大し，造影効果を認めMRIでの腫瘍との鑑別が困難である.
- 眼症状などほかの中枢神経系における症状の有無，オリゴクローナルIgGバンド・蛋白増加などの髄液所見，ステロイドパルス療法による鑑別的治療により腫瘍とMSの鑑別を行う.
- 脊髄炎においてもMRIでの腫瘍との鑑別が困難なことが多く，発熱の有無，炎症所見の上昇の有無，髄液所見・培養などにより鑑別を行う.

2）硬膜内髄外腫瘍

- 小児ではデルモイド，神経線維腫，胎児性腫瘍（図5）が多く，成人と同様に神経鞘腫と髄膜腫もみられる.
- 頭蓋内の髄芽腫，上衣腫，非定型奇形腫様/ラブドイド腫瘍（atypical teratoid/rhabdoid tumor：AT/RT）などの播種による腫瘍（図6）も硬膜内髄外に発育し，多発性が多く予後が悪い.
- 脊髄終糸・馬尾に原発する上衣腫は，髄内腫瘍として発生するものと組織学的に異なる粘液乳頭状上衣腫（myxopapillary ependymoma）であり，硬膜内髄外に発育する.

3）硬膜外腫瘍

- 小児では，脊椎周囲に発生した腫瘍が脊柱管内に進展して硬膜外腫瘍となることが多い.

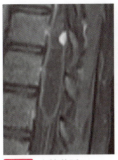 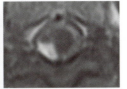

図4 血管芽腫

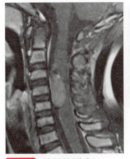 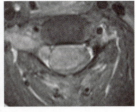

図5 胎児性腫瘍

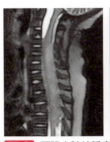 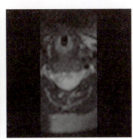

図6 硬膜内髄外腫瘍

- 3歳未満では神経芽腫（neuroblastoma）や神経節膠腫（ganglioglioma）が多い．
- 3歳以上ではEwing肉腫や骨肉腫が多い．
- 良性骨腫瘍，骨芽腫，Langerhans細胞組織球症などの脊椎腫瘍が脊椎間内に進展し，硬膜外腫瘍を呈する場合がある．

> **Essence**
>
> 脊髄腫瘍は，その部位より①髄内腫瘍，②硬膜内髄外腫瘍，③硬膜外腫瘍に分類され，MRI所見により病理組織診断の予測がつくものも存在する．

3. 脊髄腫瘍の治療と予後

- 術前の神経症状と術後の神経症状はある程度の相関があり，症状が進行する前に摘出を行い，周囲脊髄への減圧を図り，病理診断を確定させる．
- 運動誘発電位（motor evoked potential：MEP）を用いた神経生理学的モニタリングを併用し，より安全に摘出する．

1）髄内腫瘍

- 星細胞系腫瘍では腫瘍と脊髄の境界が不明瞭なことが多く，神経生理学的モニタリングを併用して摘出を行うが，部分摘出に留めざるを得ないことが多い．
- 星細胞系腫瘍のうち低悪性度腫瘍では予後が比較的よく，5年生存率は78％との報告がある[1]．
- 星細胞系腫瘍のうち高悪性度腫瘍では予後不良で，後療法を行っても5年生存率は18％という報告がある[1]．
- 上衣腫では境界が比較的明瞭なことが多く，頭尾側に空洞を伴い腫瘍の辺縁が把握しやすいこ

- ともあり，多くの場合全摘出を目指した手術が行われる．
- 上衣腫では全摘出がなされた場合，後療法は必要なく，長期予後は良好である．
- 血管芽腫の摘出において，腫瘍内に入ると止血が困難なため，腫瘍への栄養血管を処理しつつ一塊として摘出を行う．
- 血管芽腫が全摘出された場合，長期予後は良好である．

2) 硬膜内髄外腫瘍
- 脊髄終糸・馬尾の上衣腫（myxopapillary ependymoma）は，髄内の上衣腫に比べ予後が悪く，できるだけ一塊にして切除し，再発を予防する．
- 脊髄腹側に腫瘍が進展している場合は，歯状靱帯を切除して，脊髄を愛護的に retract して摘出を行う．

3) 髄外腫瘍
- 脊髄圧迫症状が進行性である場合，腫瘍を摘出して脊髄の減圧を図ると同時に病理組織診断を行う．
- 化学療法が有効な神経芽腫などの腫瘍の場合，脊髄圧迫症状を認めないか軽度の場合には，化学療法を優先させる．
- 脊椎腫瘍に対しては，まず生検を行い診断を確定し，組織診断にあわせた治療を行う．

> **Essence**
>
> 脊髄の圧迫症状が不可逆となる前に，脊髄の減圧を図ることが機能予後に重要であり，脊髄腫瘍を疑った場合には，速やかに MRI を行い診断をつけ，専門医へ紹介することが肝要である．

✉ こんなときは専門医へ

- 脊髄腫瘍の適切な診断・治療には専門施設での診療が必要である．進行性の運動麻痺，臥床・安静にて増強する背部痛を認める場合には脊髄腫瘍を疑って，MRI を含めた画像検査を行い，速やかに専門施設に紹介する．
- 高悪性度の星細胞系腫瘍や胎児性腫瘍などは，摘出後に放射線化学療法を用いた adjuvant therapy が必要になり，包括的な治療を行える小児がん専門施設に紹介するのが望ましい．

患児・保護者への説明のポイント

- 小児脊髄腫瘍には，比較的多くの異なる病理診断を示す腫瘍が含まれており，適切な治療を行えば，予後良好なものもある．
- 治療前の脊髄圧迫症状の程度が機能予後にも関連しており，症状が進行する前に速やかに診断・治療を進めることが重要である．

文献
1) Constantini S, Miller DC, Allen JC, et al. Radical excision of intramedullary spinal cord tumors : surgical morbidity and long-term follow-up evaluation in 164 children and young adults. J Neurosurg 2000 ; 93 (2 Suppl) : 183-193.

（荻原　英樹）

4 実はこんな画像も血液・腫瘍疾患ですよ

To Do

→ 血液疾患の画像診断所見は多彩であり，軟部腫瘤を形成する充実性腫瘍を呈することがあり注意が必要である（図1，図2）．

→ 血液疾患の異常所見は全身に多発する場合が多いので，局所的な腫瘍がみつかった場合，CTやMRIによる全身スクリーニングの必要がある（図2）．

→ 跛行，歩行障害の主訴の場合，血液疾患や神経芽腫の骨転移などを念頭に置きMRIで検索する（図3）．

→ またその際，骨髄の信号強度（MRI）に注意を払う（図3，図4）．

→ 1枚の単純X線撮影からでも白血病の診断は可能である（図5）．

Not To Do

✗ 白血病や神経芽腫の骨転移はMRI上，均一な異常所見の場合があるので見誤らない（図3）．

✗ 骨格のMRIではT2強調画像や，造影T1強調画像における脂肪抑制画像が有用だが，脂肪抑制を併用しない通常の単純T1強調画像を割愛してはならない（図4）．これが最も異常をみつけやすいからである．

✗ もし血液腫瘍，固形腫瘍を疑った場合，CTがもたらすスクリーニングの利点は被曝のリスクを大きく上まわる．CT被曝を理由に検査の施行をためらってはならない（図2C, D）．

✗ その一方，CTは不必要な被曝低減に努めなければならない．通常体幹部の評価の場合，造影CTの静脈相1回撮影のみで十分であり，不必要な単純CTは実施しない．

1. 腫瘤を形成する白血病：myeloid sarcoma

- 骨髄芽球が骨髄以外の臓器に腫瘤を形成して増殖する病態である．
- 以前は顆粒球肉腫（granulocytic sarcoma）と呼ばれ，この髄外腫瘤は肉眼的に緑色を呈することにより緑色腫（chloroma）とも呼ばれている．
- 顆粒球肉腫は未熟な骨髄系細胞の腫瘍形成のみを指していたが，これに単芽球，赤芽球，巨核球よりなる腫瘍を加え myeloid sarcoma と一括された．
- 急性骨髄性白血病の3〜8%にみられ小児に多い．
- 発生部位は眼窩，皮下組織に多い（図1，図2A, B）．
- 画像所見は非特異的であり，確定診断は困難である．

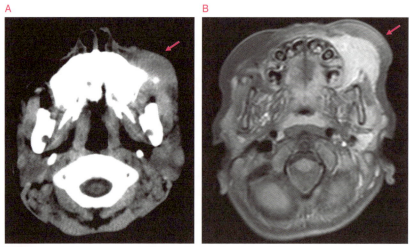

図1 myeloid sarcoma　急性リンパ性白血病　5歳　男児
左頬の腫瘤で発症した．貧血，末梢血中のリンパ芽球あり．治療開始前の全身検索目的で施行．
単純CT（A），脂肪抑制ガドリニウム造影後T1強調水平断（B）で，左頬部に限局した軟部腫瘤性病変を認める．ガドリニウム造影後同病変に造影増強効果あり（矢印）．

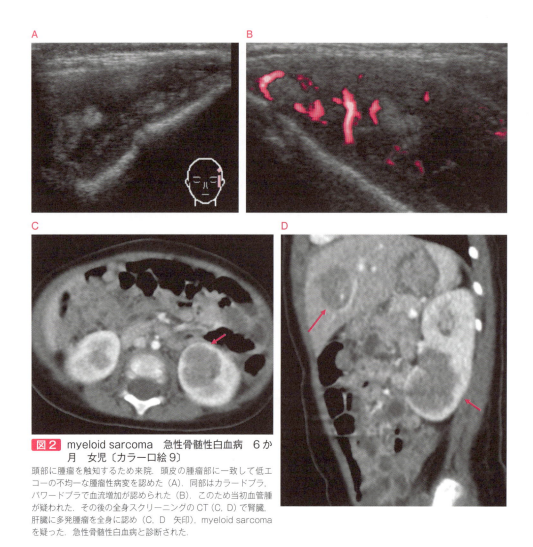

図2 myeloid sarcoma　急性骨髄性白血病　6か月　女児〔カラー口絵9〕
頭部に腫瘤を触知するため来院．頭皮の腫瘤部に一致して低エコーの不均一な腫瘤性病変を認めた（A）．同部はカラードプラ，パワードプラで血流増加が認められた（B）．このため当初血管腫が疑われた．その後の全身スクリーニングのCT（C, D）で腎臓，肝臓に多発腫瘤を全身に認め（C, D　矢印），myeloid sarcomaを疑った．急性骨髄性白血病と診断された．

- 皮下腫瘤を呈する疾患の鑑別診断の1つに常に加えることが重要である.

2. 跛行,歩行障害の画像診断:読影の注意点

- 単純X線撮影では骨密度に注意を払う.白血病の浸潤の場合は明らかな骨破壊がなく,骨髄の粗造化,虫食い像のみの場合が多い(図3A).
- MRIの撮影時に,必ず脂肪抑制を併用しないT1強調画像の冠状断か矢状断を撮影する.正常な骨髄は脂肪髄のため均一な高信号を呈するが(図4A),白血病の浸潤やびまん性の骨髄転移の場合,その正常な骨髄の高信号がびまん性の低信号に置き換わる(図3B).
- この際,あまりに均一なため異常所見と気づかないことがあるので注意する(図3B).
- 単純X線撮影でmetaphyseal lucent band[1]を認めたら,それだけで白血病を強く疑うことができる(図5).Metaphyseal lucent bandは大腿骨遠位骨幹端,脛骨および腓骨近位骨幹端など,長管骨の成長板の近傍に横走する帯状の低吸収域を認める.
- 同所見は白血病に特徴的といわれる.同部は白血病細胞の浸潤ではなく,軟骨内骨化不良を示唆すると考えられている.

3. 多彩な顔をもつLangerhans細胞組織球症(LCH)

- Langerhans細胞組織球症(Langerhans cell histiocytosis:LCH)は骨病変が主たる病変部位であるが,多臓器への浸潤が知られている.

1)腸管病変の特徴(図6)
- 多臓器型の2〜6%.
- 部位:口腔から肛門管にまで.
- 連続/不連続に広範囲に及ぶ.
- 著明な内腔狭小化,壁の浮腫性変化,敷石状(cobble stone)粘膜.

2)肝胆道系の特徴(図7)
- 多臓器浸潤の50〜60%.
- Langerhans細胞は門脈周囲に直接浸潤する.
- 増殖期:門脈周囲構造が出現(CT,超音波,MRI).
- 黄色腫期:門脈周囲に結節が出現.
- 線維期:肝実質の結節性変形.

4. 骨形成不全症? 白血病? 易骨折性を呈する2つの小児疾患

- 白血病は全身の骨格の易骨折性を呈する場合がある.
- この場合,全身性の易骨折性を呈する骨形成不全症の可能性を鑑別診断にあげるべきである.
- 両者は腰椎の圧迫骨折,長管骨の骨折など,単純X線撮影上,酷似する(図8A,B).
- 臨床的な鑑別点として,骨形成不全症の骨折は独歩を始め,転倒するころから起こり始めるが,白血病の場合はそのような臨床的なエピソードはみられない.
- 放射線学的にも両者の骨折に特徴的なものはない.
- 両者の鑑別に役立つ所見としてWormian boneが知られている[2].

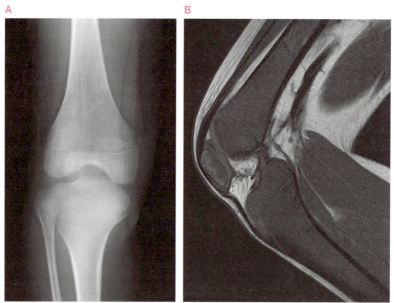

図3 正常と見誤ってはならない骨髄所見　急性リンパ性白血病　8歳　男児
膝関節の単純撮影では骨幹端遠位に骨髄の粗造化がみられるのみで，特異的な異常所見の診断が困難である（A）．脂肪抑制の併用していないMRI T1強調画像では，脂肪抑制不使用にもかかわらず，骨髄の信号がびまん性かつ著明に低い（B）．非常に均一な所見のため，病的にみえないところがピットフォールである（図4と比較されたい）．

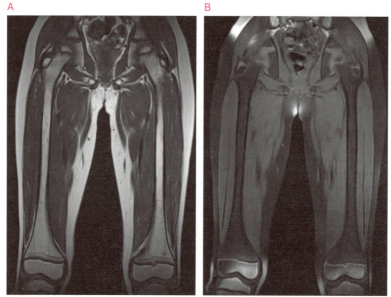

図4 正常な骨髄のMRI信号　図3との比較　8歳　男児
脂肪抑制を併用しないT1強調画像（A）：骨髄内は正常な脂肪髄に満たされ，全体的に高信号を呈する．脂肪抑制を併用したT1強調画像（B）：正常な脂肪が抑制され信号がびまん性に低下する．図3Bの所見に極めて類似する．しかし図3Aは白血病浸潤による脂肪髄の置換，図4BはMRI撮像法によるテクニカルな脂肪信号の抑制である．血液疾患や骨髄転移，骨髄炎の診断のためには脂肪抑制を行わないT1強調画像が診断に有用である．

- Wormian boneは頭蓋骨の人字縫合などにみられる縫合の異常所見である．
- Wormian boneの診断は，頭蓋骨縫合線の振れ幅が大きく6 mm以上の振幅で10個以上が異常と考えられている（図8C）．
- この所見は骨形成不全症の88％の症例にみられるとされる．

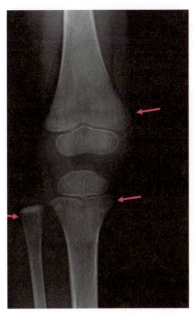

図5 metaphyseal lucent band 急性リンパ性白血病 2歳8か月 男児
跛行のために来院．大腿骨遠位骨幹端，脛骨および腓骨近位骨幹端の成長板の近傍に横走する帯状の低吸収域を認める．同所見は白血病に特徴的といわれる metaphyseal lucent band である．同部は白血病細胞の浸潤ではなく，軟骨内骨化不良を示唆する．

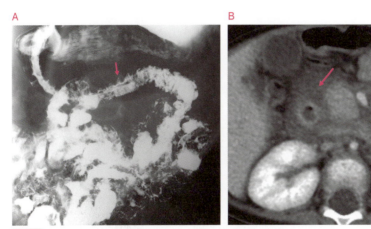

図6 Langerhans 細胞組織球症（LCH） 15か月 女児
臨床的には蛋白漏出性胃腸症が疑われていた．上部消化管造影（A）では十二指腸から近位空腸の cobble stone 様粘膜を認め，内腔の狭小化が著明である（矢印）．炎症性腸疾患を疑う所見である．造影 CT（B）では十二指腸から近位空腸の壁の著明な浮腫性肥厚を認めた（矢印）．内視鏡で十二指腸の縦走潰瘍あり．病理学的には回腸から直腸に密な組織球浸潤あり．LCH 多臓器型と診断された．

- 多発陳旧性骨折を呈するもう1つの非常に重要な鑑別診断に，児童虐待があるので注意する．

✉ こんなときは専門医へ

- 日本小児がん研究グループ（Japan Children's Cancer Group：JCCG）では神経芽腫，肝芽腫，横紋筋肉腫，Ewing 肉腫，Wilms 腫瘍，脳腫瘍の臨床試験登録症例の画像診断コンサルテーションのシステムがある．
- 上記疾患の臨床試験登録症例であれば，コンサルテーション用紙とともに画像の CD-R を送付することで JCCG 画像診断委員会の小児放射線科医が読影し，各外科治療委員会のコメントを得ることなどができる．
- 詳細は JCCG または各疾患グループのホームページを参照する．

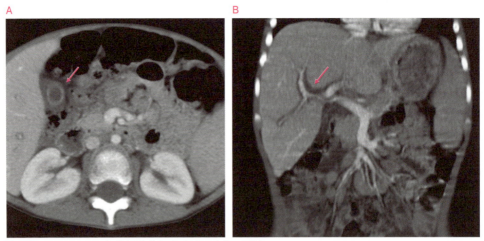

図7 Langerhans細胞組織球症（LCH）　4歳　男児
半年前より右前額部腫瘤あり．徐々に増大．多飲，多尿，視線があわなくなってきた．
悪性疾患を疑い行われた体幹部造影CTで胆嚢壁の肥厚が認められ（A矢印），門脈周囲の異常な低吸収域も認められる（B矢印）．
LCH多臓器型と診断された．

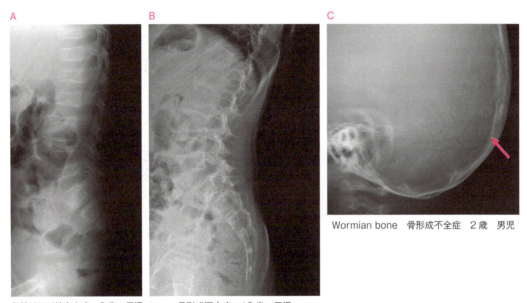

急性リンパ性白血病　2歳　男児　　　　骨形成不全症　12歳　男児

Wormian bone　骨形成不全症　2歳　男児

図8 骨形成不全症？　白血病？　易骨折性を呈する2つの小児疾患
Aは多発骨折の既往があり，他院で骨形成不全症が疑われ紹介．その後全身検索の末，急性リンパ性白血病（ALL）と診断された．
A，Bともに腰椎の多発圧迫変形を認める．多発圧迫骨折と思われる．両者の所見は酷似しており，単純撮影からは鑑別は困難である．
Cは頭蓋骨の人字縫合に一致して，振れ幅の広い縫合線が広く描出されている．文献2）では6 mm以上の振幅で10個以上を異常と捉えている（矢印）．この所見は骨形成不全症の88％の症例にみられるとされ，多発骨折を呈する白血病と類似する骨形成不全症の鑑別診断に有用な所見である．

文献

1) Sinigaglia R, Gigante C, Bisinella G, et al. Musculoskeletal Manifestations in Pediatric Acute Leukemia. J Pediatr Orthop 2008 ; 28 : 20-28.
2) Ablin DS, Greenspan A, Reinhart M, et al. Differentiation of child abuse from osteogenesis imperfecta. AJR Am J Roentgenol 1990 ; 154 : 1035-1046.

（宮嵜　治）

IV

小児血液・腫瘍患児への対応法・治療法のクリニカルパール

1 輸血しようと思う

To Do

→ 厚生労働省「輸血療法の実施に関する指針」,「血液製剤の使用指針」を遵守する.
→ 日本輸血・細胞治療学会「科学的根拠に基づいた輸血ガイドライン」を熟読する.
→ 冷静に輸血適応を判断し,目標値を決めて計画的に輸血する.
→ 院内の輸血手順を厳守し,多数の職員と連携して輸血事故を起こさない.
→ 血液製剤の供給体制について勤務病院の実情を理解して診療する.
→ 輸血開始後5分間はベッドサイドから離れず観察する.
→ 輸血後感染症・非溶血性副作用について理解して適切に対応する.

Not To Do

✘ 同意の得られていない輸血はしてはならない.
✘ 正しい採血と検査手順によって行われた血液型検査しか信用してはならない.
✘ 血液型検査と交差適合試験を同時に採血してはならない.
✘ Hb 5 g/dL 未満の高度慢性貧血に通常量 10 mL/kg 輸血を通常スピードで行ってはならない.
✘ ディスポシリンジを用いた血液製剤の保管は行ってはならない.

1. 貧血だ,輸血しようと思う

1) 輸血療法は「安全な血液製剤の安定供給の確保等に関する法律」(血液法)と「医薬品医療機器等法」により規制されている

● 血液法により医師は「輸血療法の実施に関する指針」,「血液製剤の使用指針」に則った適切な輸血医療を実施しなければならない.
● 日本輸血・細胞治療学会は2017年「科学的根拠に基づいた輸血ガイドライン」を学会ホームページに公表し,赤血球輸血,血小板輸血,新鮮凍結血漿(fresh frozen plasma:FFP)輸血,アルブミン製剤使用,小児輸血について科学的根拠に基づくガイドを示した.以下,ガイドラインに記載された輸血トリガー値等は＊印で示した.

2）その貧血は赤血球輸血の適応なのか

a. 貧血の原因を考えよう

- ヘモグロビン（Hb）値だけで赤血球輸血を考えてはいけない．輸血が唯一最善の治療法なのか，貧血の原因を考えよう．
- 明らかな急性失血で頻脈を認め Hb 7 g/dL を切っていれば（輸血トリガー値，→Memo 1 参照），赤血球製剤の輸血適応である．酸素療法を行いながら Hb 10 g/dL を目標に輸血する．成人の消化管出血による急性貧血に対する輸血トリガー値は Hb 7 g/dL である*．
- 急性失血以外の貧血では，Hb 値が低くても落ち着いて貧血の原因を考える．
- 鉄欠乏性貧血を代表とする栄養性貧血に輸血適応はない．慢性失血が原因の鉄欠乏性貧血に輸血適応はない．

b. 各種疾患の赤血球輸血トリガー値：赤血球輸血を決断する Hb 値

- 造血障害疾患である再生不良性貧血と骨髄異形成症候群（myelodysplastic syndrome：MDS）の赤血球輸血トリガー値は，入院中で活動性が低く，肺炎などの呼吸障害や感染症がなければ Hb 6～7 g/dL*，肺炎や感染症があれば Hb 8～10 g/dL である．外来通院治療で学校生活などがあるときは Hb 7 g/dL である．頭痛や食思不振などの訴えに注意して，患者の活動性に合わせたトリガー値を設定する．輸血による鉄過剰に注意して，血清フェリチン値を定期的に測定する．
- 遺伝性球状赤血球症で溶血が進行したとき，Hb 6 g/dL を赤血球輸血トリガー値とし，循環器症状や頭痛の訴えがあれば輸血する．それらの症状がなければ，安静を指示して観察し，短期間に再検査してさらに貧血が進行すれば輸血を行う．
- 急性白血病や固形腫瘍化学療法中の赤血球輸血トリガー値は，入院中で活動性が低く，肺炎などの呼吸障害や感染症がなければ Hb 7～8 g/dL である*．肺炎や感染症があれば Hb 8～10 g/dL，外来通院治療で学校生活などがあるときは Hb 7 g/dL がよいであろう．
- 造血幹細胞移植後の赤血球輸血トリガー値を高く設定する必要はない．造血幹細胞移植後の赤血球輸血トリガー値は Hb 7～8 g/dL である*．小児の造血幹細胞移植後 Hb 7 g/dL と Hb 12 g/dL との比較試験で後者に肝中心静脈閉塞症（hepatic veno-occlusive disease：VOD）が多いとの報告がある．
- 固形腫瘍手術前周術期の赤血球輸血トリガー値は Hb 7～8 g/dL である*．

> **Memo 1** 輸血トリガー値とターゲット値
>
> 輸血トリガー値とはその値を切ったら輸血を考慮する Hb 値，血小板数である．維持する値（ターゲット値）を定めるよりも一段低い値になる．すなわち計画的輸血では Hb 6 g/dL をトリガー値とする輸血と，Hb 6 g/dL を維持する輸血方針は異なり，例えば急性白血病の治療では総輸血量・輸血回数（曝露するドナー数）は少なくなる．輸血関連感染症が極めてまれになった今日では，少ない輸血と治療予後との関係について科学的な根拠はない．血小板輸血の「予想血小板トリガー値」については本文 2-1)-a.「各種疾患の血小板輸血適応とトリガー値」に記載した．

3）輸血計画を立てよう

a. 目標 Hb 値を決めて必要輸血量を計算する

①日本赤十字社赤血球液の組成
- わが国では 1 単位は 200 mL 献血由来製剤である．国により 1 単位の採血量は異なる．
- 400 mL の献血から得られる 2 単位製剤では採血時に血液保存液（CPD 液）56 mL が混和され，遠心して赤血球を濃縮した後に血漿を分離し，血漿成分への置換として赤血球保存用添加液（MAP 液）92 mL が添加されている．濃縮後の赤血球製剤 2 単位のヘマトクリット（Ht）は 60％ 程であるが，その後血漿成分は MAP 液に置換されるので，最終的な上清の蛋白量は 2 単位製剤 1 袋あたり 1 ～ 1.2 g（当初全血 400 mL，総蛋白量 28 g の 3.5 ～ 4％）であり，残存血漿成分量は少ない．
- 献血当日にフィルターにより白血球除去がされ，貯血前白血球除去（leukocyte reduction：LR）製剤と名付けられている．この製剤の残存白血球数は 1 袋あたり 1×10^6 個以下である．
- 貯血前白血球除去により白血球由来のサイトカイン等による非溶血性輸血副作用や，サイトメガロウイルス感染リスクが低減される．
- 日本赤十字社ではさらに輸血後移植片対宿主病（graft versus host disease：GVHD）を予防する目的で製剤に 15 ～ 50 Gy の放射線照射を行い，irradiate（Ir）製剤と名付けて出荷している．したがって上記 LR とあわせて Ir-RBC-LR と標記される．
- 400 mL 献血由来 2 単位製剤の Hb 含有量は 1 袋あたり平均 56 g で，その容量は平均 280 mL である．これは重要な数値であり，覚えておく．

②日本赤十字社赤血球濃厚液の保存
- 保存期間は採血後 21 日，保存条件は 2 ～ 6℃である．
- Ir 製剤では放射線照射後に上清中のカリウム（K）濃度が上昇する．2 単位製剤 1 袋あたり照射後保存期間 7 日で 4.6 mEq，14 日で 6.2 mEq，21 日で 7.1 mEq である．低出生体重児，大量急速輸血，腎不全の症例では注意が必要であるが，通常の輸血ではこの K 量は問題にならない．K 除去フィルターの適応は限定的である．

③赤血球製剤の選択
- 自己血輸血以外で全血製剤が適応になることはない．貯血前白血球除去，放射線照射赤血球濃厚液 Ir-RBC-LR のみが選択すべき製剤である．日本赤十字社から供給される製剤はすべて貯血前白血球除去されている．

④必要輸血量の計算
- 目標 Hb 値を定める．慢性貧血では通常 1 回の輸血で 3 g/dL 未満の増加に留める．2 g/dL 増加までが適当である．
- 体重あたり 10 mL の輸血をすると仮定して，輸血後予想 Hb 値を計算する考え方では，2 単位製剤の Hb 含有量は 1 袋あたり 56 g であり，その容量は 280 mL であるから
  10 mL の赤血球濃厚液の Hb 量は 56/28 dL＝2.0 g．
  15 kg の体重あたり 10 mL の輸血（総量 150 mL）では 15×2.0＝30 g の Hb が輸血される．循環血液量は 12 dL なので，30/12 dL＝2.5 g/dL 上昇が期待される．

⑤輸血スピード
- 通常の赤血球輸血では1回輸血量は体重あたり10 mL程に留め，これを3〜4時間で輸血する．通常は1日1回．循環状態を観察し，必要に応じて利尿薬を投与する．
- Hb値5 g/dL以下の高度かつ慢性の貧血では，特に初回輸血の1回輸血量はHb値mL/kg，すなわちHb 5 g/dLでは5 mL/kg，3 g/dLでは3 mL/kgに留める．心不全の評価と対応（酸素投与，利尿薬の併用）を行いながら，ゆっくりと輸血する．この輸血量では高度貧血の改善には時間がかかるが，全身状態や循環状態の把握ができたところで，徐々に輸血量を増大させればよい．急性失血に伴う貧血では細胞外液の補液を先行しながら適合血を準備し，1回量10〜15 mLを循環動態をみながら輸血する．大量になった場合には希釈に伴う凝固障害，出血傾向を考慮して血小板輸血，FFPの輸血併用が必要になる．
- 慢性貧血に対して外来通院で赤血球輸血を行う際には，通常の輸血量であっても心不全に注意する．「輸血前が一番調子がよい，輸血後はむしろ疲れる」という感想は，輸血して循環容量負荷がかかり帰宅後に心不全に陥っていた可能性がある．輸血速度を減速したり，利尿薬の投与を考える．
- 1回輸血時間が6時間を超える場合は，袋を無菌的に分割して一部は2〜6℃に保存しながら輸血する．無菌的分割には専用の無菌接合装置が必要である．血液製剤の院内分割マニュアルが日本輸血・細胞治療学会のホームページに掲載されている．
- ディスポシリンジを用いた血液製剤の保管は細菌汚染と，取り違え事故の原因になるので行ってはいけない．

4）輸血前に行うこと

a．説明と同意取得
- 同意がない輸血は行ってはいけない．
- 輸血説明には次にあげる6つの必須説明事項が定められており丁寧に説明して記録すること．①輸血医療が必要な理由，②輸血医療のリスク，③輸血の選択肢，④製剤の種類と投与量，⑤質問の機会，⑥拒否する権利．
- 6つの必須説明事項に加え，2003年の（いわゆる）血液法ならびに改正薬事法により生物由来製剤使用にあたり5項目の説明が加わった．病院輸血療法委員会が準備した書式を用いること．
- 患児自身へのわかりやすい説明を行い，インフォームドアセント取得に努めること．10歳以上であれば十分に理解可能であろう．
- 宗教上の理由により患児に対する輸血拒否を申し出られたとき，患児の病状とその対応の危急性，患児の年齢，どちらの親の意思か等の複雑な要素がある．主治医の個人的な判断や，医学的にできない約束をしてはならない．日本輸血・細胞治療学会のホームページに対応ガイドラインがあり，病院倫理委員会と十分に検討する．

b．血液型検査，交差適合試験：事前採血
- 正しい採血と検査手順によって行われた血液型検査のみを信用する．本人や親の申告，他病院の検査結果に基づいて診療してはならない．
- 正しい採血と検査は，本人確認と検体容器確認の両者の照合が行われていること．さらに時間

を変えて 2 回の採血による血液型検査が実施されていることである．通常は血液型検査検体と交差適合試験検体の採血を，時と場所を変えて別々に行うことで達成される．この 2 つの検査を同時採血で行ってはならない．
- 超緊急時であっても輸血前に必ず血液型判定用の血液は採取する．大量出血によるショックで超緊急の輸血が必要になり，未交差の O 型赤血球液が輸血されることがあるが，その場合でも輸血前に血液型判定用検体は採取する．O 型輸血を先行し，正しい血液型が判明次第，同型血液の輸血に変更する．
- 生後 6 か月までは血液型ウラ検査の信頼性は低い．
- 輸血適合血を選ぶための交差適合試験は間接抗グロブリン試験で行う．
- 生理食塩液法による交差適合試験は短時間で結果がでる利点があるが，IgG 抗体は判定できない．

c. **事前採血と検体保存：輸血関連感染症への対応**
- 極めて低頻度ながら輸血関連感染症のリスクはゼロにならない．
- 輸血前にこれらの感染症に罹患していないか，HBs 抗原，HBc 抗体，HCV 抗体，HCV コア抗原，HIV 抗体検査を必要に応じて実施する．

5）安全のための手順を確認しよう

a. **院内輸血 SOP を守る**
- 院内で定められた輸血手順 SOP を厳守することが，患児と担当医，そして関連する医療者を医療事故から守ることにつながる．院内輸血療法委員会の活動について理解し，指導に従うこと．輸血療法は初期研修時代の刷り込み（間違った指導と理解，思い違い）が後々の行動に反映されやすい．
- 転勤したときは high risk である．新しい職場の輸血手順や用語について十分に確認すること．例えば輸血血液製剤の準備状態，Type & Screen の手順，輸血オーダー方法が異なっているかもしれない．

b. **血液製剤の供給体制について知っておく**
- 勤務する病院が献血供給事業団から受ける血液製剤供給体制について熟知しておくこと．濃厚血小板製剤の供給体制，オーダーの適切なタイミングは病院施設により大きく異なっており，特に注意が必要である．新生児の交換輸血に用いる合成血の供給体制，洗浄血小板製剤などの特殊血対応も同様．
- 院内に貯蔵されている赤血球液はすべて放射線照射済みの Ir 製剤か否か．ABO 血液型製剤はそれぞれ何単位貯蔵されているか．

c. **輸血前認証と輸血後観察，記録**
- 輸血する直前に，手元にある血液製剤が計画して指示した製剤か，そしてその製剤が目的の患児との交差適合試験に合格した証拠（交差適合票など）があるか，さらに目の前の患児は輸血をする目的の患児か．以上を冷静に 1 つ 1 つ照合する．照合は声を出して指さし確認し，2 人で行う．
- 異型輸血によるショック，発熱などの非溶血性副作用を早期に発見するために，輸血開始後 5 分間はベッドサイドを離れずに患児を観察する．その後も副反応出現の有無について注意し記録する．

6) 造血幹細胞移植前後の輸血はどうしたらよいのか，特に血液型

- ABO不適合造血幹細胞移植後は，遅発性溶血反応や赤血球造血回復の遅延がみられることがある．Major mismatch移植で患者リンパ球による抗赤血球抗体産生の持続が原因で，直接抗グロブリン試験が陽性になる．通常は移植6か月以内に抗体価が低下する．
- Minor mismatchではドナー由来リンパ球が産生する抗赤血球抗体による遅発性溶血反応がみられることが多い．移植後3週間は頻回に直接Coombs試験で溶血反応を確認する．
- 厚生労働省「血液製剤の使用指針」に，患者とドナーの血液型不適合造血幹細胞移植直後の輸血療法，推奨される血液製剤の選択が整理されて示されている．

2. 出血傾向がある，輸血しようと思う

1) 血小板輸血の適応か

a. 各種疾患の血小板輸血適応とトリガー値

- 血小板輸血のトリガー値，ターゲット値と予想血小板輸血トリガー値：輸血の判断は，その値を下回ったときに輸血実行を決断するトリガー血小板数と，維持するターゲット血小板数を決めて輸血判断する方法がある．わが国の血小板製剤の供給体制を考慮すると，実臨床では「トリガー値を下まわる時期を事前に予想して」（予想血小板トリガー値*），計画的に血小板濃厚液製剤を発注していることが多い．「事前の予測」と輸血判断には病態（造血不全や活動性出血など）や治療フェーズ（化学療法回復期など），感染症等の併発症，血小板濃厚液製剤供給体制，週末診療体制，担当医の能力等が関係するだろう．
- 一般に，血小板数が50,000/μL以上では血小板輸血の適応はない．
- 再生不良性貧血など造血不全による血小板減少：造血回復が困難な再生不良性貧血やMDSでは，長期間の治療，多数回の輸血が余儀なくされる．感染症や活動性の出血がなく血小板数が安定していれば血小板輸血トリガー値は5,000/μLである*．この値でも外来通院は可能である．
- 小児がん・白血病など化学療法による血小板減少：感染症や播種性血管内凝固（disseminated intravascular coagulation：DIC）などの併存する病態がなければ，寛解導入治療中の血小板輸血トリガー値は10,000/μLである*．寛解導入中と強化療法中では予想血小板トリガー値は異なり，一度寛解が得られた白血病では血小板数の回復予測は立てやすく，経験を積めば予想血小板トリガー値を低く設定できるだろう．
- 治療前の急性前骨髄球性白血病に対する血小板輸血：急性前骨髄球性白血病は出血リスクが高く，血小板輸血トリガー値は2〜50,000/μLが現実的である*．
- 同種造血幹細胞移植時の血小板輸血：同種移植の場合，臓器障害や感染症などの合併症が多く，血小板輸血トリガー値は高めに設定されやすい．これまで経験的に輸血ターゲット値を20,000/μLとしてきた施設が多いが，システマティックレビューでは白血病寛解導入期と同種造血幹細胞移植の患児は出血リスクの観点からは同等としており，ガイドラインでは血小板輸血トリガー値は10,000/μLとしている*．併発症，合併症を十分に評価して臨機応変に対応する．
- 免疫性血小板減少症（immune thrombocytopenia：ITP）など免疫学的血小板破壊による血小板減少：ITPの病態を考えれば血小板輸血による血小板増加効果は期待できない．予防的な

血小板輸血の適応はない*．手術や無視できない活動性出血があるときに，大量免疫グロブリン投与を併用しながら行う血小板輸血で効果を得たという報告があるが，限定的と考えるべきだろう．ITP 患者が妊娠した際の管理ガイドラインが日本血液学会から示されている．

b. 安全な検査処置に必要な血小板数：血小板減少時の手術や腰椎穿刺

- 中心静脈カテーテル挿入は挿入部位と手技，カテーテル種類などにより出血リスクは異なるが，挿入前に血小板数 20,000/μL 以上を目指し血小板輸血を行う*．
- 腰椎穿刺は血小板数 50,000/μL 未満では実施しない．挿入前に血小板数 50,000/μL 以上を目指し血小板輸血を行う*．
- 骨髄穿刺は穿刺部位が外表に近く圧迫止血が可能であれば，予防的に血小板輸血を行う必要はない．
- 外科手術前の血小板輸血トリガー値は血小板数 50,000/μL とし*，術中は止血が確認できるまで血小板数 50,000/μL を維持するように輸血する*．頭部外傷では血小板数 100,000/μL 以上を維持する．

2) 血小板輸血の計画を立てよう

a. 血小板濃厚液製剤の成分と効果

- 血小板濃厚液製剤 1 単位（献血された全血 200 mL 由来）では，計算上 $0.2×10^{11}$ 個以上 $0.4×10^{11}$ 個未満の血小板が含まれている．日本赤十字社から供給される血小板濃厚液製剤は成分採血由来であるので，5 単位製剤でおよそ $1×10^{11}$ 個，10 単位製剤で $2×10^{11}$ 個，20 単位製剤で $4×10^{11}$ 個である．
- 成分採血由来血小板濃厚液製剤の有効期限は，採血日を 1 日目として 4 日目の 24 時である．供給から検査までの時間を考慮すると実際に輸血する日には 1〜2 日の余裕しかない．

b. 必要な血小板濃厚液製剤の必要量

- 血小板濃厚液製剤の血小板数と患者循環血液量，脾臓への取り込み係数（通常は 30〜40%．感染症や同種免疫感作ではこの値が上昇し，輸血後予想値を下まわる）をもとに，輸血後血小板増加量を予測して輸血計画を立てる．

c. 有効な投与方法：投与回数，投与スピード

- 血小板濃厚液製剤はほぼクエン酸を含んだ血漿輸血と考えてよいので，循環状態が安定していれば 1 回輸血量を体重に合わせて 2〜3 時間で輸血する．

d. 血小板濃厚液製剤の保存

- 血小板濃厚液製剤は室温で振盪しながら保存する．適切な振盪機が病棟になければ，輸血直前まで輸血部で保管してもらう．血小板濃厚液製剤の袋はガス透過性であり含有酸素や pH が変化しない工夫がある．血小板濃厚液をディスポシリンジ分割保存は製剤の品質劣化と汚染リスクの増大があり，行ってはならない．

e. 血小板輸血後に期待通りに血小板数が増加しない

- 血小板輸血不応の原因は抗 HLA 抗体など同種免疫抗体による免疫学的破壊，脾臓への取り込み，微小血栓，出血局所での消費などが考えられる．輸血終了直後から 1 時間，24 時間の血小板数（補正血小板増加数，corrected count increment：CCI）が 1 時間値で 7,500/μL 未満，24 時間値で 4,500/μL 未満の場合，免疫性血小板輸血不応を疑い抗 HLA 抗体の測定

を日本赤十字社に依頼する.

CCI [/μL] =（輸血後血小板数 [/μL] －輸血前血小板数 [/μL]）×体表面積 [m²] ÷輸血血小板数総数 [×10¹¹]

例：体重 28 kg, 体表面積 1 m², 血小板数 8,000/μL の小児に 5 単位製剤を輸血し, 1 時間後の血小板数が 12,000/μL に増加したとき, 濃厚血小板製剤 5 単位の血小板数総数は 1×10¹¹ 個なので, CCI は（12,000－8,000）×1÷1＝4,000/μL と計算される.

3. 新鮮凍結血漿（FFP）輸血の適応について考える

1）FFP 輸血の適応病態

- 「血液製剤の使用指針」に書かれている FFP の投与適応病態は, 凝固因子補充である. 投与前に PT, APTT, フィブリノゲン等の測定を行う.
- 大量輸血の必要な手術や外傷では希釈性凝固障害に対して FFP を赤血球輸血比（FFP/RBC）1/1～1/2.5 で 10～15 mL/kg 輸注する*.
- 適切に融解され 1～6℃で保管された FFP 中の凝固因子は, 凝固第Ⅷ因子以外は安定しており, 大量輸血時に併用できる.
- 後天性血栓性血小板減少性紫斑病（thrombotic thrombocytopenic purpura：後天性 TTP）に対して FFP を置換液とした血漿交換が推奨されている*. 腸管出血性大腸菌感染に続発する溶血性尿毒症症候群（hemolytic uremic syndrome：HUS）, 補体異常による aHUS ともに, FFP 輸注や血漿交換を first line 治療にするという積極的な証拠はない.
- 白血病治療薬 L-アスパラギナーゼによる凝固異常に対して「血液製剤の使用指針」では適応と記載されているが, 有効性を示す高いレベルのエビデンスはない.

4. 輸血関連副作用について知っておく

1）輸血後非溶血性副作用の種類と頻度

- 輸血後非溶血性副反応は 60 歳代以上で多く, 頻度順に, 蕁麻疹, 発熱, アナフィラキシーである.
- 蕁麻疹は血小板製剤が 1/3,000 本の頻度で赤血球製剤 1/22,000 本よりも多い.
- 発熱は赤血球製剤が 1/31,000 本で血小板製剤 1/19,000 よりも多い.
- アナフィラキシー, アナフィラキシーショック, 血圧低下, 呼吸困難, TACO, TRALI の合計で非溶血性輸血副作用の 40% を占めている.
- TACO とは輸血関連循環過負荷（transfusion associated circulatory overload）. TRALI とは輸血関連急性肺障害（transfusion-related acute lung injury）のことである.

2）輸血後発熱への対応

- 輸血による発熱は蕁麻疹と並んで非溶血性副作用として最も多く, 通常輸血中や輸血後数時間以内に発熱し, 悪寒や吐き気, 頭痛を伴うことがある. アセトアミノフェン投与で対応する. 抗ヒスタミン薬の適応はない.

3）輸血後アレルギーへの対応

- 蕁麻疹を単独で認めた場合は輸血を一時中断し, 抗ヒスタミン薬を投与する. さらに呼吸器症

状等の全身症状に至ることが予想されるときには，ステロイドの投与を行う．

5. 輸血関連感染症について知り，説明と対応ができる

1) 主な感染症の頻度

- 2014年から献血血液のHBV，HCV，HIV検査が献血者ごとの個別検体NAT（PCR）法に変わり，これらのウイルスによる輸血後感染症は激減した．2016年の集計報告では輸血後感染と特定されたのはHBV 1例，HCV 0例，HEV 3例である．しかし依然，感染後の検査陰性期間window期があり，患者への説明，輸血前後の感染症検査と検体保管が必要である．
- 輸血前感染症検査では，HBs抗原，HBs抗体，HBc抗体，HCV抗体，HCVコア抗原，HIV抗体検査を行う．
- 輸血3か月後に輸血後検査を行う．化学療法中など継続して輸血を行う場合には3か月に1回を目処に検査する．

2) 遡及調査

- 輸血後の患者に感染症が疑われた場合，輸血が原因であるかどうかを保管検体から遡って調査する．この調査体系は，輸血後感染症罹患が疑われた患者からの情報と，複数回供（献）血者の感染症スクリーニング陽転情報（献血者発情報）の2つの情報から構成されている．血液法により規定され「血液製剤等に係る遡及調査ガイドライン」に則り実施されている．日本輸血・細胞治療学会のホームページにガイドラインが掲載されている．
- 患者担当医は輸血後検査で陽転した場合は日本赤十字社に情報提供する．日本赤十字社は当該製剤の献血者を特定し，その供血者の保存検体を検査する．
- 複数回供（献）血者の感染症スクリーニングが陽転した場合は，その供血者の過去の献血がwindow期で陰性と判断された可能性を考え，日本赤十字社は当該製剤の供給先病院に情報を提供し，受血者が感染罹患していないか尋ねている．

患児・保護者への説明のポイント

- 1-4)-a. 「説明と同意取得」参照．

参考にすべき書籍と信頼できるWeb情報

- 厚生労働省（編）：血液製剤の使用にあたって 第4版 輸血療法の実施に関する指針・血液製剤の使用指針 血液製剤等に係る遡及調査ガイドライン．じほう社，2009.
  この書籍は2008年12月の改定指針を受けて出版されている．一方，日本輸血・細胞治療学会ならびにAMED班活動による科学的根拠に基づくガイドラインを反映させた「血液製剤の使用指針」が近々発表される予定である．
- 大戸斉, 遠山博（編）：小児輸血学．中外医学社，2006.
  小児輸血に関する書籍は数少なく，当書が日本の代表的書籍である．小児輸血では新生児領域の輸血療法に特に注意を払うべきであり，この書籍でも重きが置かれている．
- 日本輸血・細胞治療学会：指針/ガイドライン．http://yuketsu.jstmct.or.jp/medical/guidelines/（閲覧：2017年6月28日）．
  学会ホームページにさまざまな指針とガイドラインが掲載されている．本文中ガイドラインで示された輸血ターゲット値については＊印で示した．
- 日本赤十字社：医薬品情報（医療者向け情報）．http://www.jrc.or.jp/mr/（閲覧：2016年6月28日）．
  日本赤十字社ホームページに製品情報，輸血副作用情報，輸血に関するQ&Aなど多数の有用情報あり．

（小原　明）

2 腫瘍崩壊

> **To Do**
> - リスクに応じた予防が重要である．
> - すべてのリスクにおいて尿量，電解質，尿酸値を慎重に観察する．
> - 高リスク症例では迅速に血液浄化を行える体制が必要である．自施設で対応困難な場合には治療開始前に専門施設に紹介することが望ましい．

> **Not To Do**
> - 不用意にカリウム（K）・リン（P）・カルシウム（Ca）を含んだ輸液を行わない．
> - 高リン血症存在下での Ca 投与はリン酸カルシウム塩による腎機能低下を起こすため原則禁忌である．低カルシウム血症に対して無症状時は介入しない．

1. 腫瘍崩壊／腫瘍崩壊症候群とは？

- 腫瘍崩壊症候群（tumor lysis syndrome：TLS）は腫瘍の急速な崩壊に伴い，核酸，蛋白質，P，K などの細胞内物質が身体の処理能力を超えて大量に放出されることで起こる代謝異常である．
- 高カリウム血症による不整脈，尿酸およびリン酸カルシウムが腎尿細管で結晶化することで引き起こされる急性腎不全は致死的となりえる．
- 通常，治療開始後 12 〜 72 時間でみられるが，増殖が速い疾患では治療開始前から TLS がみられることがある．
- 血液疾患，特に急性リンパ性白血病やリンパ腫の治療開始時にみられることが多い．
- 巨大な腫瘤を伴う場合や治療反応が良好な疾患では固形腫瘍でも TLS がみられる．
- TLS によって現病の治療継続が困難となる可能性があるため，適切なリスク評価による予防と迅速な対応が重要である．
- 予防・対応についてガイドラインが発表されており[1,2]，それらを参考に記載する．
- 小児にまれな疾患，成人における対応については割愛した．

1）TLS の病態

a．高尿酸血症

- 腫瘍細胞から放出された核酸はヒポキサンチン，キサンチンを経て最終的に尿酸に代謝され，

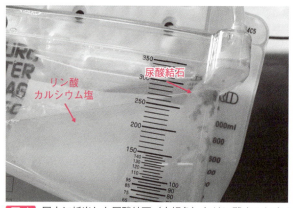
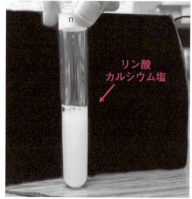

図1 尿中に析出した尿酸結石（赤褐色）とリン酸カルシウム塩（白色混濁）〔カラー口絵8〕
国立成育医療研究センター 大隅朋生先生のご厚意による．

腎から排泄される．
- 尿酸はpH低値で溶解度が低下する．腎遠位尿細管・集合管での尿pHはおよそ5であり，尿酸結石が析出することで腎機能障害，腎不全を引き起こす．

b．高リン血症
- 正常細胞に比べて腫瘍細胞内のP濃度は高いため，高リン血症を起こしやすい．
- 高尿酸血症から起こる腎障害によっても高リン血症は助長される．
- 悪心，嘔吐，下痢，倦怠感，けいれんなどの症状がみられる．
- 腎尿細管でリン酸カルシウム塩が析出し，腎障害を引き起こす．

c．高カリウム血症
- 前述の高尿酸血症，高リン血症から腎機能障害を起こしている場合や不用意にKを含む輸液を行っている場合には重篤となりえる．
- 不整脈，心室頻拍，心室細動，心停止，筋れん縮，異常感覚を起こす．

d．低カルシウム血症
- 前述の高リン血症に伴って二次性の低カルシウム血症となる．
- リン酸カルシウム塩の組織沈着，$1,25-(OH)_2$ビタミンDの産生抑制などが原因とされる．
- 血漿Ca濃度（mg/dL）と血漿P濃度（mg/dL）の積が70を超えると組織に石灰化を生じる．
- 不整脈，低血圧，テタニー，筋緊張低下などの症状を起こす．

e．腎障害
- 主に尿酸結石が腎尿細管を閉塞することで起こる．
- リン酸カルシウム塩やキサンチン結石でも同様の機序で尿細管を閉塞する（図1）．
- 腫瘍の腎浸潤，尿路閉塞，薬剤性腎障害が増悪因子となる．

2）TLSの重症度分類
- Cairo・Bishopらによる分類が用いられ，laboratory TLS（LTLS）およびclinical TLS（CTLS）にわけて定義されている（表1，表2）．
- LTLSは尿酸，K，P，Caのうち2項目以上で異常値がみられる場合をいう．

表1 Laboratory Tumor Lysis Syndrome (LTLS) Cairo-Bishop 分類

項目	基準値		ベースラインからの変化
尿酸	8 mg/dL	または 467 μmol/L 以上	25% 以上の増加
カリウム	6 mEq/L	または 6.0 mmol/L 以上	25% 以上の増加
リン	小児 6.5 mg/dL 成人 4.5 mg/dL	または 2.1 mmol/L 以上 1.45 mmol/L 以上	25% 以上の増加
カルシウム	7.0 mg/dL 以下	または 1.7 mmol/L	25% 以上の減少

上記の2項目以上を治療開始3日前から7日後までに満たす場合にLTLSと診断する.
(Coiffier B, Altman A, Pui CH, et al. Guidelines for the management of pediatric and adult tumor lysis syndrome : an evidence-based review. J Clin Oncol 2008 ; 26 : 2767-2778 より改変)

表2 Clinical Tumor Lysis Syndrome (CTLS) Cairo-Bishop 分類

項目	Grade					
	0	1	2	3	4	5
クレアチニン	<1.5 ×ULN	1.5 ×ULN	>1.5〜3.0 ×ULN	>3.0〜6.0 ×ULN	>6.0 ×ULN	死亡
不整脈	なし	介入不要	緊急を要さないが薬剤による介入が必要	有症状かつ薬剤でコントロール不良 または 除細動などによるコントロール	生命を脅かす（心不全, 低血圧, 失神, ショックなどを伴う）	死亡
けいれん	なし	—	単回・短時間の全身性けいれん, 薬剤でコントロールされるけいれんまたは ADL に影響しない部分運動発作	意識障害を伴う, 薬剤でのコントロール不良	けいれん重積	死亡

LTLS および上記の1項目以上を満たす場合に CTLS と診断する.
ULN : upper limit of normal, ADL : activities of daily living
(Coiffier B, Altman A, Pui CH, et al. Guidelines for the management of pediatric and adult tumor lysis syndrome : an evidence-based review. J Clin Oncol 2008 ; 26 : 2767-2778 より改変)

- CTLS は LTLS が存在し, かつクレアチニン増加, 不整脈, けいれんのうち1つ以上の臨床的異常がみられる場合をいう.

2. 腫瘍崩壊への対応と予防・治療

- 基本的には高尿酸血症と電解質異常への対応である. 具体的な処方例を**表3**に示す.

1) 補液

- 積極的な輸液は TLS の予防および治療の基本である.
- 尿量を増加させることで尿酸, P, K の排泄を促す.
- 3,000 mL/m^2/day（体重10 kg 以下の児では 200 mL/kg/day）を目安に輸液を行う.
- 診断時に腎不全, 乏尿となっている場合や心機能が低下している場合は注意を要する.
- 尿量を厳密にモニタリングし, 80〜100 mL/m^2/hour（体重10 kg 以下の児では4〜6 mL/kg/hour）を保つように適宜フロセミドなどの利尿薬を使用する.
- 循環血漿量低下時, 尿路閉塞時の利尿薬の使用は慎重に行うべきである.
- K, P, Ca を含まない輸液を使用する.

2) 高尿酸血症への対応

- 尿酸の代謝経路を**図2**に示す.

表3 処方例

病態	一般名	商品名	投与量	投与方法
高尿酸血症	アロプリノール	ザイロリック	10 mg/kg	分3 内服 (腎障害がある場合は50%減量)
		アロシトール		
	ラスブリカーゼ	ラスリテック	0.15〜0.2 mg/kg	1日1回, 30分以上かけて点滴静注
高リン血症	セベラマー塩酸塩	レナジェル	15〜50 mg/kg	分3〜4 内服
	水酸化アルミニウム	アルミゲル	50〜150 mg/kg	分3〜4 内服
高カリウム血症	ポリスチレンスルホン酸ナトリウム	ケイキサレート	1 g/kg	内服または挿肛 (好中球減少期は避ける)
	グルコースインスリン療法	速効型インスリン 0.1 U/kg ＋25%ブドウ糖液 2 mL/kg		緩徐に静注
	炭酸水素ナトリウム	メイロン	1〜2 mEq/kg	静注
	グルコン酸カルシウム	カルチコール	100〜200 mg/kg (1.2〜2.4 mL/kg)	緩徐に静注
低カルシウム血症 (有症状時のみ)	グルコン酸カルシウム	カルチコール	50〜100 mg/kg (0.6〜1.2 mL/kg)	緩徐に静注(心電図モニター下に)

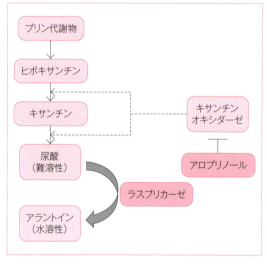

図2 プリン代謝

プリンはヒポキサンチン・キサンチンを経てキサンチンオキシダーゼによって尿酸に代謝される。アロプリノールはキサンチンオキシダーゼを阻害することで尿酸産生を阻害する。産生された尿酸は尿酸オキシダーゼ(ラスブリカーゼ)によって水溶性のアラントインに代謝される。
(Coiffier B, Altman A, Pui CH, et al. Guidelines for the management of pediatric and adult tumor lysis syndrome : an evidence-based review. J Clin Oncol 2008 ; 26 : 2767-2778 より改変)

a. アロプリノール

- キサンチンアナログであり,キサンチンオキシダーゼを競合阻害することでキサンチン・ヒポキサンチンから尿酸への代謝を阻害する.
- 尿酸の新規生成を阻害するため,尿酸値が低下するまでに時間を要する.
- 治療開始前に高尿酸血症(7.5 mg/dL以上)がある場合はラスブリカーゼの使用が望ましい.
- キサンチン・ヒポキサンチンが増加し,それらの結石が腎機能障害の原因となりえる.
- 6-メルカプトプリン(6-MP)・アザチオプリン,サイアザイド系利尿薬,アンピシリン・アモキシシリン,シクロホスファミド,シクロスポリンと薬物相互作用がある.

b. ラスブリカーゼ

- 遺伝子組換え型尿酸オキシダーゼであり,産生された尿酸を水溶性のアラントインに変化させ

る（→ Memo 1 参照）．
- ラスブリカーゼの使用により 80～90％ の患者が 4 時間以内に尿酸値の低下が得られる（アロプリノールでは 10～20％）．
- グルコース-6-リン酸脱水素酵素（glucose-6-phosphate dehydrogenase：G6PD）異常症の患者では溶血性貧血を起こすため投与は慎重にすべきである．
- 頻度は少ないが重篤な副作用としてアナフィラキシー，皮疹，溶血性貧血，メトヘモグロビン血症，発熱，白血球減少，呼吸障害などがあげられる．
- 常温では採血検体中で反応が進むため，正確な尿酸値を測定するためには検体採取後，氷冷し迅速に検査を行う必要がある．
- 酵素製剤であるため再投与は原則避けるべきであるが，安全に投与可能であったとの報告もあり，患者の状況に応じて慎重に検討する必要がある．

3）高リン血症
- 水酸化アルミニウム製剤，セベラマー塩酸塩などのキレート剤を使用する．
- 重症例では血液浄化が必要となる．

4）高カリウム血症
- 心電図モニタリングは必須である．
- TLS リスクがある状態では K を含まない輸液を用い，K の経口摂取も可能なかぎり制限する．
- 軽症ではカリウムキレート剤を用いる．
- 血清 K 濃度が 7.0 mEq/L を超えた場合や心電図異常がみられた場合には血液浄化を含め迅速な対応が必要である．

5）低カルシウム血症
- 高リン血症存在下で Ca を投与するとリン酸カルシウム塩による腎障害の危険があるため，無症状時は介入を行わない．
- 有症状時のみグルコン酸カルシウム 50～100 mg/kg を心電図モニタリング下に緩徐に静注する．

6）血液浄化
- ラスブリカーゼの導入以降，頻度は減少したが依然として 1～2％ 程度の患者で血液浄化が必要と報告されている[3]．
- 適応について明確な基準はないが，以下のような所見が改善しない場合は血液浄化療法を考慮する．
  ①体液過剰，②アシドーシス進行，③血清 K 値：7.0 mEq/L 以上，④血清 P 値：10 mg/dL 以上，⑤尿量低下．

7）アルカリ化
- 尿酸の溶解度が酸性で低下することから，輸液に炭酸水素ナトリウムを加えた尿のアルカリ化

Memo 1

尿酸オキシダーゼはバクテリアから哺乳動物まで多くの生物でみられるが，ヒト・チンパンジー・ゴリラなどの霊長類や鳥類などでは失われている．尿酸は強力な抗酸化作用があり，寿命の延長に有益であったとの考え方もある．

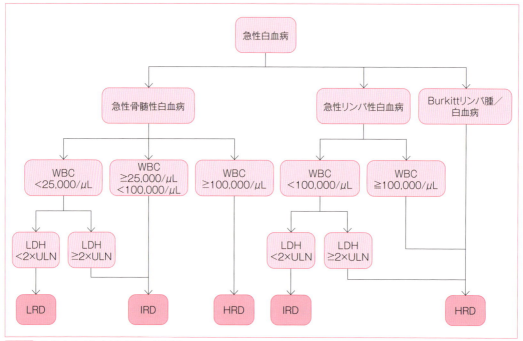

図3 急性白血病におけるリスク評価

LRD：low-risk disease, IRD：intermediate-risk disease, HRD：high-risk disease, ULN：upper limit of normal
(Cairo MS, Coiffier B, Reiter A, et al. Recommendations for the evaluation of risk and prophylaxis of tumour lysis syndrome (TLS) in adults and children with malignant diseases：an expert TLS panel consensus. Br J Haematol 2010；149：578-586 より引用)

が過去には行われていた．
- 代謝性アルカローシスや，尿 pH8.0 以上ではリン酸カルシウム塩の析出による腎障害を起こすことが問題となる．
- 有益性に関する明確なエビデンスに乏しいことから，ラスブリカーゼの登場以降は推奨されていない．

> **Essence**
>
> TLS への対応は基本的には高尿酸血症と電解質異常への対応である．輸液・薬剤投与で対応しきれない場合はためらわずに血液浄化療法を行うべきである．

3. リスク評価と TLS 予防

1) リスク分類

- Low-risk disease (LRD), intermediate-risk disease (IRD), high-risk disease (HRD) の疾患リスクに分類される．
- 急性白血病，リンパ腫の分類を図3，図4に示す．
- 慢性骨髄性白血病の慢性期は LRD に分類する．
- 固形腫瘍では 10 cm 以上の巨大な腫瘍を伴うもの，神経芽腫や胚細胞腫瘍などの化学療法に感受性の高いものは IRD に分類し，それ以外は LRD に分類する．
- それぞれの疾患リスクにおいて腎障害，検査値異常の有無をあわせて最終的な TLS リスクを評

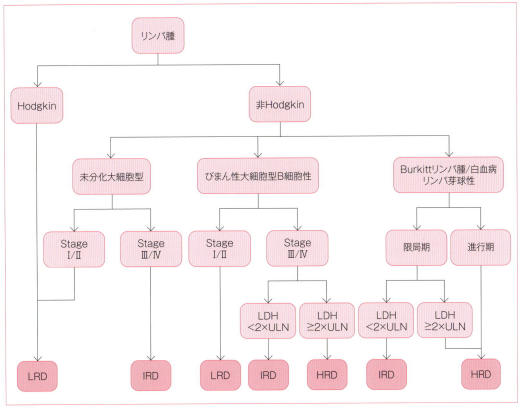

図4 リンパ腫のリスク評価

LRD：low-risk disease, IRD：intermediate-risk disease, HRD：high-risk disease, ULN：upper limit of normal
成人部分と小児にはほとんどみられない疾患は割愛．
(Cairo MS, Coiffier B, Reiter A, et al. Recommendations for the evaluation of risk and prophylaxis of tumour lysis syndrome (TLS) in adults and children with malignant diseases：an expert TLS panel consensus. Br J Haematol 2010；149：578-586 より改変)

価する（図5）．
- すべてのリスクにおいて，準備を整えてから治療を開始する．
- TLS リスクの高い急性白血病やリンパ腫では治療を少量から開始し，経過をみながら漸増していく（プロトコールでそのように規定されていることが多い，→Memo 2 参照）．

2）リスク別対応

a. 高リスク群（発症リスクが 5% 以上）

- 大量輸液（3,000 mL/m^2/day 以上）に加えてラスブリカーゼを予防的に使用する．
- 集中治療室またはそれに準じた管理を行う．
- 必要時，迅速に血液浄化が行えるよう腎臓専門医と連絡を取り合う．自施設で対応困難な場合は専門施設へ紹介する．
- 十分な尿量が確保されてから治療を開始し，その後も尿量をモニタリングする．
- 治療開始後は 4〜6 時間ごとに LDH・尿酸・Cr・電解質などを評価する．
- LDH 正常化など TLS の危険が少なくなるまで上記対応を継続する．

縦隔に巨大腫瘤を伴うリンパ芽球性リンパ腫などでは，喘鳴から気管支喘息と誤診されステロイドが投与されると，少量であっても TLS を起こすことがありうる（Ⅲ-2「縦隔腫瘍」参照）．

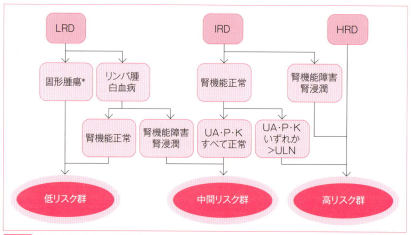

図5 TLSリスクの最終評価
＊：固形腫瘍では巨大な腫瘤を伴うもの，神経芽腫や胚細胞腫瘍などの化学療法に感受性の高いものはIRDに分類し，それ以外はLRDに分類する．
LRD：low-risk disease, IRD：intermediate-risk disease, HRD：high-risk disease, LR：low-risk, IR：intermediate-risk, HR：high-risk, ULN：upper limit of normal
(Cairo MS, Coiffier B, Reiter A, et al. Recommendations for the evaluation of risk and prophylaxis of tumour lysis syndrome (TLS) in adults and children with malignant diseases：an expert TLS panel consensus. Br J Haematol 2010；149：578-586 より改変)

b．中間リスク群（発症リスクが1〜5％）

- 大量輸液およびアロプリノール内服を行う．
- ラスブリカーゼの単回投与を検討してもよい．

c．低リスク群（発症リスクが1％未満）

- 通常の輸液を行い，慎重に経過を観察する．

患児・保護者への説明のポイント

- 治療時は腫瘍が急速に壊れ，腫瘍内からさまざまな物質が血液中に出てくる．これらが腎臓の処理能力を上回ると電解質異常や腎機能障害を起こし，これを腫瘍崩壊症候群（TLS）と呼ぶ．
- 大量の点滴を行って尿量を増やすことで腎臓からの排泄を促し，異常を是正する薬剤を使用するが，重症例では血液浄化療法が必要になることや命にかかわることもありうる．
- もともとTLSのリスクが高い疾患は治療を少量から開始し，安全を確認しながら増量する．体内に多量の腫瘍がある場合のみ起こるため，治療によって腫瘍量が減っていけば危険は少なくなっていく．

文献

1) Coiffier B, Altman A, Pui CH, et al. Guidelines for the management of pediatric and adult tumor lysis syndrome：an evidence-based review. J Clin Oncol 2008；26：2767-2778.
2) Cairo MS, Coiffier B, Reiter A, et al. Recommendations for the evaluation of risk and prophylaxis of tumour lysis syndrome (TLS) in adults and children with malignant diseases：an expert TLS panel consensus. Br J Haematol 2010；149：578-586.
3) Jeha S, Kantarjian H, Irwin D, et al. Efficacy and safety of rasburicase, a recombinant urate oxidase (Elitek), in the management of malignancy-associated hyperuricemia in pediatric and adult patients：final results of a multicenter compassionate use trial. Leukemia 2005；19：34-38.

（山田　悠司，塩田　曜子）

3 発熱性好中球減少症

To Do

- 病歴，症状，身体所見，検査所見から推定される感染臓器，微生物を想定する．
- 発熱性好中球減少症のリスク評価を行う．
- 治療開始前に十分量の血液培養や各種培養検査を提出する．
- 中心静脈カテーテル（CVC）挿入者は，カテーテルのすべての内腔から血液培養を採取する．
- カテーテル関連血流感染を疑う場合は，CVCと末梢静脈穿刺から血液培養を同時に採取する．
- 初期治療は原則として入院で行う．
- 患者評価をしたのち，速やかに初期治療として抗緑膿菌作用のあるβ-ラクタム系抗菌薬を単剤で，経静脈的投与を開始する．
- 治療期間は，臨床経過が良好で（血液培養が48時間陰性で，少なくとも24時間以上解熱している），感染症が同定されている場合は，各疾患の標準的治療期間を超え，かつ十分な骨髄回復（ANC 500/μL以上）が得られるまでとする．

Not To Do

- 患者評価や検体採取に時間をかけ過ぎて治療開始が遅れてはいけない．
- マネージメントに寄与しない培養検査は提出しない．
- 2歳未満では*Clostridium difficile*毒素（CD toxin）検査は行わない．
- 気道感染を疑わない患者に胸部単純X線検査を行うべきではない．
- 血液培養から起因菌が同定されても，安易に抗緑膿菌作用のない抗菌薬に変更してはいけない．
- 小児の好中球減少者にルーチンでの抗菌薬の予防投与は推奨されない．

はじめに

- 治療中の小児がん患者において，好中球減少時に発症する感染症は急速に重症化することがあり，死に至る危険性が高いとされている．また，好中球減少時の感染症は炎症所見が目立たないことも多く，感染臓器や微生物が同定できないことがしばしば経験される．しかし，発熱後ただちに広域抗菌薬による経験的療法を開始することで症状が改善し，死亡率が低下することがわかり，好中球減少者における発熱を「発熱性好中球減少症（febrile neutropenia：FN）」とする概念が提唱された[1]．

- FN患者の血液培養陽性率は成人と同程度といわれているが，死亡率は成人に比べ，小児のほうが有意に低いといわれている（4% vs 1%）[2]．しかし，前述のとおりFNが小児においてもoncologic emergencyであることは変わらない．FNの患者に対して速やかに病態把握と熱源検索を行うとともに，滞りなく経験的な抗菌薬投与を開始することが重要とされている[1]．
- 本項では，小児患者の感染症の一般論を示すとともに，oncologic emergencyである小児がん患者のFNに対する一般的な初期対応について，日本小児血液・がん学会の診療ガイドライン[1]および，米国臨床腫瘍学会のガイドライン[3]を中心に述べていく．

1. 小児感染症の特徴

- 成人の感染症診療の原則として，①患者の疾患背景の把握，②感染臓器の推定，③推定される感染臓器に感染しうる起因微生物の想起，④それに対する抗微生物薬の設定，といった治療戦略をとることが一般的である．小児においてもこの原則は変わらないが，いくつかの小児特有のポイントがある．

1）年齢や患者背景に基づく感染症リスクが成人とは異なる

- 小児がん患者においては，血液腫瘍の割合が高く化学療法のレジメンの違いもあり，口腔内常在菌を中心としたグラム陽性球菌による感染症を考慮する必要が比較的高い．また水痘や麻疹に曝露された場合は，初感染となる可能性が高まり，極めて重篤な経過を辿る可能性が高い[4]．
- 年齢ごとに検査の解釈が異なる．例えば，2歳未満では *Clostridium difficile* の保菌率が高いため，同菌による腸炎ではないにもかかわらずCD toxin検査が陽性になることがあり，注意が必要である．
- また，生活環境（集団生活の有無や兄弟姉妹の存在など）はウイルス疾患などへの曝露（sick contact）となりえるため，把握する必要がある．

2）感染臓器の推定が困難

- 小児では症状を自分で訴えることができないため保護者の情報によるところも多く，診察や検査に協力が得られないこともあり，感染臓器を特定することはしばしば困難である．また，発熱するのは夜間であることも多く，寝ている場合などは侵襲的な検査検体の採取が躊躇されることも多い．
- 小児がん患者における身体所見上の注意点については後述するが，小児において一般的に問題となる感染巣不明の発熱の要因として，HHV-6やサイトメガロウイルス，EBウイルスなどヘルペスウイルス属の初感染，解剖学的な異常に起因する尿路感染症，肺炎球菌による潜在性菌血症があり，注意が必要である[4]．

3）治療（→Memo 1 参照）

- 血液がん患者では，しばしば抗微生物薬（ST合剤や抗真菌薬）の予防内服が行われるが，小児ではしばしば内服を拒否する場面がみられる．年齢や発達，内服薬の種類（味や形態）によって予防内服ができているかは異なり，予防内服の有無が感染症に直結する場合もある．
- また，人工物に関連した感染症の際，人工物の抜去が推奨されるような場合でも，再挿入が困難であるなどの理由で抜去が困難な場合もある．特に中心静脈カテーテル（central venous catheter：CVC）は，小児では全身麻酔下で挿入される皮下トンネル型を使用することが多

く，アクセス血管が限られていることもあるため抜去の閾値が高い．

2. 発熱性好中球減少症（FN）とは？

- Fever and neutropenia（FN）や好中球減少性発熱（neutropenic fever）と呼ばれることもある．

1）定義

- 成人では「好中球絶対数（ANC）が500/μL未満，あるいは1,000/μL未満で次の48時間以内に500/μL未満に下がることが予想される状況で，口腔温で38.3℃を超えるもの，あるいは38.0℃以上が1時間以上持続するもの」とされている[5]．
- 一方小児のFNは，海外では「ANCが500/μL未満で，かつ口腔温で38.3℃以上を1回でも超えるもの，あるいは38.0℃を24時間以内に3回以上記録される」場合とされることが多い[2]．
- 口腔温測定が主流な海外と異なり，腋窩温の測定が主流なわが国では，小児のFNは「末梢血ANCが500/μL未満，または今後48時間以内に500/μL未満に減少することが予想される状態で，かつ腋窩温測定値で38.0℃以上に発熱した状態」と定義されている[1]．

2）リスク分類

- すべてのFN患者が感染症による死亡率や合併症において，同等のリスクがあるわけではないとされている．さまざまなリスク因子を点数化し，低リスクまたは高リスクとする報告があるが，小児においては推奨できる単一のリスク予測モデルは明らかになっていない[3]．
- わが国のガイドライン[1]では重度な好中球減少（ANC 100/μL未満）が7日間を超えると予測される場合や，全身状態に重大な症状が併存，もしくは新規に出現した場合も高リスクとして取り扱うべきであるとされている．一方で好中球減少期間が7日間以内と予測され，重度な併存病態がない場合は低リスクとして取り扱うとしている．

3）初期評価（図1）

- 初期評価としては以下の項目が推奨されている[1,3]．

a．病歴や身体所見

- 好中球減少者といっても common is common の原則は変わらない．呼吸症状（鼻汁や咳嗽）

> **Memo 1**　小児における禁忌・使用を注意する抗菌薬

①キノロン系：成人の低リスクFN患者ではレボフロキサシンの内服などが使用されることがある．小児では多くのキノロン系抗菌薬は，関節障害などの副作用をきたす可能性があるため，わが国では小児への使用は原則禁忌となっている．
②ミノサイクリン：歯牙の着色・エナメル質形成不全という副作用があるため，歯牙形成期にある8歳未満の小児への投与は原則禁忌となる．
③ST合剤（スルファメトキサゾール・トリメトプリム）：Pneumocystis肺炎（*Pneumocystis* pneumonia：PCP）の予防として頻用されているが，1か月未満の新生児では高ビリルビン血症をきたすことがあり原則禁忌とされている．投与が必要な場合は注意を要する．
④第三世代セファロスポリン系内服抗菌薬：ピボキシル基を有する場合，カルニチン低下から低血糖をきたす恐れがあるため，注意して使用する必要がある．また，吸収率が悪いため使用される場面は限定的である．

や腹部症状（腹痛や下痢）などの病歴や症状，周囲の感染状況などの一般的な問診を行う．
- FN では，化学療法に伴い口腔粘膜や腸管粘膜などの粘膜傷害によって常在菌が血流内に入り菌血症や真菌血症に至るといわれている．それゆえ口腔内や肛門周囲を含め，小児特有の鼓膜の診察など全身をくまなく診察することを怠ってはならない．また皮膚の破綻により，蜂巣炎や膿瘍形成することもある．FN とは逆説的にはなるものの，好中球減少者（特に重度な好中球減少やステロイド投与中）では感染症があっても発熱がみられないこともある[4]．好中球減少者において，身体診察で感染症を疑う場合（例えば腹痛や，CVC 刺入部の発赤や圧痛など）は，発熱がなくても感染症としてマネージメントを要する場合がある（→ Memo 2, Memo 3 参照）．

b. 血液検査
- 血小板を含む CBC および白血球分画，凝固・線溶検査，血液生化学検査（腎機能や肝機能，電解質を含む）を評価することが推奨されている．CRP やプロカルシトニン（PCT）といった炎症マーカーは，細菌感染や真菌感染症の代替的指標としてよく用いられるが，感染早期には上昇しない場合がある．また，PCT はコアグラーゼ陰性ブドウ球菌による菌血症などでは上昇しないことが知られている[6]．以上から，炎症マーカーが陰性であったからといって抗菌薬治療が不要であるとする根拠に乏しく，感染症以外でも上昇することもあるため，検査する場合はあくまでも参考程度にしたほうがよい．

c. 血液培養検査
- 小児の FN における菌血症の頻度は 10～30% 程度，低リスク患者では 10% 未満と低値である[4]．
- 抗菌薬開始前に，できる限り異なる部位から 2 セット採取する．CVC が留置されている場合はすべての内腔から血液培養を採取する．

Memo 2　好中球減少者の特殊な感染症

①好中球減少性腸炎（neutropenic enterocolitis）：好中球減少者が発熱，腹痛，下痢，血便をきたしている場合に疑う．古典的には盲腸周囲に起こり，右下腹部痛をきたすといわれているが，それ以外の部位に起きることもある．診断には早期の腹部造影 CT が有用といわれているが特異的な所見はないため診断が困難なことが多い．抗菌薬投与のみで改善することも多いが，時として膿瘍形成や消化管穿孔をきたし，外科的介入を要することがある．

②肛門周囲膿瘍：好中球減少者が肛門痛を訴えている場合，肛門周囲に圧痛がある場合に疑う．思春期には羞恥心のため症状を医療者に訴えない場合がある．抗菌薬投与のみで改善することが多いが，外科的ドレナージを要することがある．特に好中球回復期に局所の炎症所見が増悪することがある．診断目的に直腸診を行うことは，好中球減少者では菌血症を起こしうるため原則推奨されない．

③壊疽性膿瘡（ecthyma gangrenosum）：好中球減少者に好発する皮膚軟部組織感染症である．菌血症からの播種病巣として，初期には無痛性の小さな紅斑を認めるのみだが，それが時間単位で急速に拡大し，潰瘍や黒色痂疲となる．緑膿菌の菌血症に特異的とされてきたが，その他の菌でも生じうるとされている．

Memo 3　注意点

FN であっても，常に感染症か非感染症かを鑑別にあげて診療にあたる必要がある．特に抗菌薬に反応しない発熱では注意深い診察が必要である．例えば，薬剤熱や血栓症，骨折，移植片対宿主病（graft versus host disease：GVHD），ウイルス感染症（特に RS ウイルスやヒトメタニューモウイルスは，FN 患者において重症化することが知られている），ウイルスの再活性化（特にサイトメガロウイルスや EB ウイルス）でも発熱が生じることがある[7]．

- 多くの場合CVCが挿入されているため，好中球減少の有無にかかわらずカテーテル関連血流感染症（catheter-related blood stream infection：CRBSI）のリスクが高い．CRBSIが疑われる場合は，CVCと末梢静脈穿刺を同時に採取することが推奨される．同時に採取することで，CVCから採取された血液培養が陽性化するまでの時間と，末梢静脈から採取された血液培養が陽性化するまでの時間の差（differential time to positivity：DTP）がわかり，前者が後者よりも2時間以上早く陽性になった場合はCRBSIと診断することが可能になる．しかし小児では侵襲性を伴う末梢静脈穿刺をルーチンに行うことがためらわれることも多く，持続的に血液培養が陽性になる場合や重症な場合など，末梢静脈穿刺を行う状況については議論がわかれる．
- 口腔粘膜炎ではグラム陽性球菌（α溶血性連鎖球菌や嫌気性菌）が，腸管粘膜炎ではグラム陰性桿菌（腸内細菌や嫌気性菌）や腸球菌，カンジダなどが起因菌になりえる．

d. 感染が疑われる臓器からの各種培養検査（尿，便，喀痰，髄液など）

- 可能な限り採取するべきではあるが，FNでは熱源が明らかではないことが多く，また，小児では検体が採取困難な場合も多い．検体採取に時間がかかり過ぎて治療開始が遅れないように注意する．
- また，マネージメントに寄与しない培養検査（入院3日以上経過してからの便培養検査や，下気道感染症に対する鼻咽頭培養など）は提出すべきではない．
- 尿検査はクリーンキャッチが可能な場合に限り行い，粘膜を傷害しうるカテーテル尿採取は行うべきではない．尿培養陽性になる患者は症状がないことが多いため，有症状者にのみ培養検査を行うだけでは十分ではない．また，好中球減少者の尿路感染症において尿検査で膿尿がみられるのは4%程度といわれており，尿検査に異常がないからといって尿路感染症は否定できないとされている[1]．
- 便培養は，食中毒の起因菌を検索する検査であり，入院して3日以上経過した患者では一般的に採取すべきではない．*Clostridium difficile*腸炎（CD腸炎）は抗菌薬曝露の多い小児がん患者では，下痢の際の重要な鑑別疾患ではあるが，2歳未満ではCD toxinが偽陽性となることも多く，年少児においてCD腸炎の存在自体は明らかになっていないため，2歳未満ではCD toxin検査は行うべきではない検査とされている．
- 痰培養は年長児で上手に採取可能であれば提出する．一般的に，自然気道の年少児では喀痰の排泄や採取は困難であり，鼻腔吸引やスワブによる培養検査は鼻咽頭の常在菌を検出するだけで下気道感染症の起因菌の同定に役立たないことが多いため，提出すべきではない．

e. 画像検査

- 胸部単純X線検査は呼吸器疾患を疑う場合に限り考慮するべきである．無症状のFN患者における肺炎の合併率は3%未満とされており，X線検査を行わなかった無症状のFN患者において重大な合併症は起こらなかったとされているため，ルーチンでの胸部単純X線検査は推奨されない．また，FN患者では，肺炎があっても，しばしば胸部単純X線検査で浸潤影を呈さないこともあり，結果の解釈には注意が必要である．場合によっては胸部CTを考慮する[1)3)]．

4）治療（図1）

a. 初期治療

- わが国のガイドライン[1]では，FNの初期治療は原則として入院で，経静脈的な抗菌薬投与を行

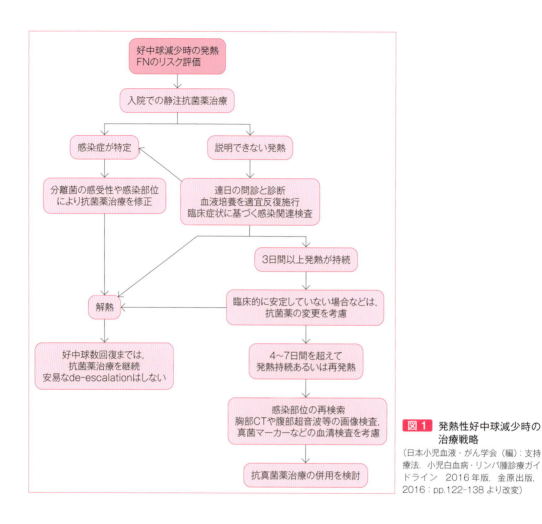

図1 発熱性好中球減少時の治療戦略
(日本小児血液・がん学会(編):支持療法. 小児白血病・リンパ腫診療ガイドライン 2016年版. 金原出版, 2016:pp.122-138 より改変)

うことが推奨されている.一方,海外のガイドライン[3]や系統的レビュー(systematic review)[8]では,低リスク患者のFNにおいて外来治療や内服抗菌薬治療を行っても予後は変わらなかったとされている.

- 緑膿菌などのブドウ糖非発酵菌や腸内細菌といったグラム陰性桿菌による菌血症が多く,死亡率が高いため,初期治療では抗緑膿菌作用のある抗菌薬を使用するべきであるとされている.
- グラム陽性球菌で近年問題になっているのは,口腔内の常在菌であるα溶血性連鎖球菌による感染症である.急性骨髄性白血病(acute myeloid leukemia:AML)などで使用される大量シタラビン(high dose Ara-C)療法後の患者において,しばしばα溶血性連鎖球菌が敗血症,急性呼吸窮迫症候群(acute respiratory distress syndrome:ARDS)などの重症感染症を引き起こすことが知られている.また,この細菌は近年,ペニシリン系抗菌薬に耐性を示すことが多く,治療にバンコマイシンなどの抗MRSA抗菌薬を要することがある.
- グラム陰性桿菌では近年,ESBLやAmpC,カルバペネマーゼといったβ-ラクタマーゼを産生する多剤耐性菌が問題となっている.抗菌薬適正使用プログラム(antimicrobial stewardship program:ASP)により,小児がん患者においても適正な抗菌薬の使用が重要視されている.
- かつては初期治療としてβ-ラクタム系抗菌薬とアミノグリコシド系抗菌薬の併用療法が行われてきたが,近年では抗緑膿菌作用を要するβ-ラクタム系抗菌薬単剤と併用療法では,効果は

同等であり，併用療法ではアミノグリコシド系抗菌薬による腎障害が増える可能性があり，β-ラクタム系抗菌薬単剤投与が推奨されている[1)3)].
- 初期治療に用いる抗菌薬としては，第四世代セファロスポリン系抗菌薬（セフェピム），その他のセファロスポリン系抗菌薬（セフタジジム），β-ラクタマーゼ配合ペニシリン系抗菌薬（ピペラシリン，タゾバクタム・ピペラシリン）などが推奨される（表1）．わが国のガイドライン[1)]では，セフェピムはわが国において小児への使用に対する安全性は確立していないとされているが，海外のガイドライン[3)]では推奨薬の1つとされており，抗緑膿菌作用のあるペニシリン系抗菌薬（タゾバクタム・ピペラシリンなど）と比べて効果や安全性は同等であったことが示されている.
- 臨床的に不安定な場合など重症な状況で，耐性菌の関与が疑われる場合はカルバペネム系抗菌薬（メロペネムなど）の投与を考慮してもよい.
- 初期治療として抗MRSA薬をルーチンに投与することはすすめられない．ただし，薬剤耐性グラム陽性球菌が強く疑われる状況（重度な敗血症の場合，血液培養でグラム陽性球菌が同定された場合，重症なCRBSIが疑われる場合，皮膚・軟部感染症が疑われる場合など）などでは，抗MRSA薬（バンコマイシンやテイコプラニン，リネゾリドなど）の投与を検討するべきである（表2）．初期治療として抗MRSA薬を使用した場合，抗MRSA薬による治療が必要なグラム陽性球菌が検出されなければ2～3日で抗MRSA薬の投与中止を検討する[9)].
- 抗菌薬を選択する際には，施設間で細菌の抗菌薬感受性が異なるため，施設ごとの臨床分離菌の感受性結果（antibiogram）を参考にするとよい.

b. 感染臓器が明らかな場合
- 感染臓器が明らかな場合は，それに対応した抗微生物薬を選択もしくは追加する必要がある．例えば，CRBSIを疑うような場合では抗MRSA薬（バンコマイシンなど）の併用を検討する．また，腹部症状を伴うような場合は，腹腔内の嫌気性菌などのカバーを想定した抗菌薬（ピペラシリン・タゾバクタムなど）を選択する.

c. 初期治療開始後2～4日間が経過
①感染症が特定された場合
- 感染臓器と同定微生物，その感受性結果をもとに適切な抗菌薬を選択し，治療を行うべきである．ただし，血液培養から特定の微生物が同定されても，安易に初期治療に用いた抗菌薬からより狭域な標的治療の抗菌薬への変更（de-escalation）は推奨されず，緑膿菌のカバーは治療終了まで外すべきではないとされている.

②感染症が特定されていない場合
- FNで感染臓器や原因微生物が同定できるのは20～30%程度といわれている.
- 初期治療開始後も3日間以上発熱が継続する場合には，身体診察や各種培養検査などを再評価し，臨床的に安定していない患者などに対しては抗菌薬のカバーを広げることが推奨される．ただし，発熱が遷延しているという理由のみで，臨床的に安定している患者に対して初期抗菌薬を変更するべきではないとされている[3)].

d. 初期治療開始後4日以上発熱が持続する場合
- 感染臓器と原因微生物の特定に努めるとともに，深在性真菌症を疑い，抗真菌薬の投与を検討

表1 抗緑膿菌作用のある薬剤と発熱性好中球減少症（FN）における役割

	グラム陰性桿菌（緑膿菌）治療薬（例）	グラム陽性球菌に対する活性	注意点	FNにおいて使用実績の高い薬剤
ペニシリン系	ピペラシリン ピペラシリン・タゾバクタム	おおむね有効	・ESBL, AmpC誘導耐性菌は注意を要する	ピペラシリン・タゾバクタム
セファロスポリン系	セフェピム セフタジジム	セフタジジムはグラム陽性球菌活性が劣る 腸球菌には無効	・ESBL産生菌には無効、CefepimeはAmpC誘導耐性菌に使用可能	セフェピム（*わが国では小児のFNに対する保険適応なし）
カルバペネム系	メロペネム イミペネム	おおむね有効だが、腸球菌活性が弱い	・CD腸炎のリスクが上がる。抗菌薬適正使用の観点からは小児における適応は、耐性菌に限定すべきである	メロペネム
キノロン系	シプロフロキサシン レボフロキサシン	シプロフロキサシンはグラム陽性球菌活性が劣る	・小児では原則として禁忌薬である ・耐性誘導起こしやすい	小児におけるFN治療では原則として使用しない
アミノグリコシド系	ゲンタマイシン トブラマイシン アミカシン	基本的には無効	・肺，髄液移行性悪い ・単剤では使用せず、耐性菌を考慮した場合にβ-ラクタム系抗菌薬と併用する	

表2 抗MRSA薬と発熱性好中球減少症（FN）における役割

	抗MRSA薬（例）	グラム陽性球菌に対する活性	注意点	FNにおいて使用実績の高い薬剤
グリコペプチド系	バンコマイシン テイコプラニン	おおむね有効	・血中濃度をモニタリングが必要 ・腎機能障害をきたす懸念	バンコマイシン
	リネゾリド	バンコマイシン耐性腸球菌にも有効	・高価 ・長期使用による骨髄抑制などの副作用の懸念 ・腎機能障害時に投与量の調整をしない ・抗菌薬適正使用の観点からは小児における適応は、耐性菌に限定すべきである	

する．

- 侵襲性真菌感染症の高リスクは，AML，high risk 急性リンパ性白血病（acute lymphoblastic leukemia：ALL），再発白血病，同種造血幹細胞移植，遷延する好中球減少，高用量ステロイド投与とされており，それ以外の患者は低リスクとされる[3]．

- 侵襲性真菌感染症の高リスク患者には予防的に抗真菌薬を投与することが増えており，真菌感染症の頻度は減っている．

- 深在性真菌症の可能性を考慮し，各種検査を追加する．カンジダ感染を疑う場合は，腹腔内膿瘍などの検索目的に超音波検査や腹部造影CT，MRIを検討する．カンジダ症の原因菌としてはCandida albicansが最も多いが，血液腫瘍患者ではnon-albicans Candidaが増えている．アスペルギルス症やムーコル症を疑う場合は，胸部や副鼻腔のCTを考慮する．特にボリコナゾール予防投与中の真菌感染症ではムーコル症を疑う．

- 血液検査では，β-D-グルカンやガラクトマンナン抗原といった真菌マーカーの提出も考慮されるが，現在のところ有用性のエビデンスは限定的である[3]．また，好中球減少期間が7日以内と予想されるような患者や，侵襲性真菌感染症の高リスク患者以外では抗真菌薬の投与は保留することが推奨されている[1)3)]．

e. 抗菌薬投与終了の目安
- 感染源が不明な場合は，血液培養が 48 時間陰性であれば，少なくとも 24 時間以上解熱が得られ，かつ骨髄が回復（ANC が 500/μL 以上）していれば安全に抗菌薬を終了できるとされている[3]．感染源が明らかな場合は，上記を満たし，かつ感染臓器ごとの推奨治療期間を超えていることが必要となる．

f. 抗菌薬の予防投与について
- 成人では好中球減少者に対して経口キノロン薬の予防投与が行われているが，小児においても血流感染や感染症による死亡のリスクが高い症例（ALL の寛解導入療法時や造血幹細胞移植時など）では経口キノロン薬（シプロフロキサシン）の予防投与が有効であったとの報告がある．しかし，わが国では予防投与の保険適応はなく，小児における安全性も不明であるとされている[1]．少なくともルーチンでの抗菌薬予防投与は推奨されない．

こんなときは専門医へ

- 広域抗菌薬投与を行っていても感染症のコントロールがつかない場合．
- バイタルサインが不安定な場合．
- まれな微生物が同定された場合．

患児・保護者への説明のポイント

- FN は oncologic emergency である．
- 原因が特定できないことが多い．
- 適切な抗菌薬投与を行っていても骨髄機能が回復するまで解熱が得られない場合がある．
- 抗菌薬投与によって解熱が得られていても好中球絶対数が十分に回復するまでは抗菌薬投与を継続する必要がある．

文献

1) 日本小児血液・がん学会（編）：支持療法．小児白血病・リンパ腫診療ガイドライン　2016 年版．金原出版，2016：122-138.
2) Long SS, Pickering LK, Prober CG：Fever and Granulocytopenia. Principles and practice of pediatric infectious disease 4th edition. Elsevier, 2012：567-579.
3) Lehrnbecher T, Robinson P, Fisher B, et al. Guideline for the management of fever and neutropenia in children with cancer and hematopoietic stem-cell transplantation recipients：2017 Update. J Clin Oncol 2017；35：2082-2094.
4) Pizzo PA, Adamson PC, Poplack DG, et al. Infectious complications in pediatric cancer patients. Principles and practice of pediatric oncology 7th edition. Wolters Kluwer 2016：1010-1057.
5) Freifeld AG, Bow EJ, Sepkowitz KA, et al. Clinical practice guideline for the use of antimicrobial agents in neutropenic patients with cancer：2010 Update by the Infectious Diseases Society of America. Clin Infect Dis 2011；52：e56-e93.
6) Giamarellou H, Giamarellos-Bourboulis, EJ, Repoussis P, et al. Potential use of procalcitonin as a diagnostic criterion in febrile neutropenia：experience from a multicentre study. Clin Microbiol Infect 2004；10：628-633.
7) 日本小児血液・がん学会（編）：b. 発熱性好中球減少症．小児血液・腫瘍学．診断と治療社，2015：238-240.
8) Robinson PD, Lehrnbecher T, Phillips R, et al. Strategies for empiric management of pediatric fever and neutropenia in patients with cancer and hematopoietic stem-cell transplantation recipients：A systematic review of randomized trials. J Clin Oncol 2016；34：2054-2060.
9) 日本臨床腫瘍学会（編）：Clinical Question 10．FN の初期治療に抗 MRSA 薬の併用投与は推奨されるか？　発熱性好中球減少症（FN）診療ガイドライン．南江堂，2012：24-25.

（松井　俊大，宮入　烈）

4 免疫性血小板減少症

To Do

- 出血傾向と血小板減少を有する小児患者をみたら，出血症状を評価し重篤な出血リスクの有無を判断する．
- 重篤な出血や疾患を示唆する身体所見（意識障害，身体活動性の低下，肝脾腫の有無など）を確認する．
- 病歴（先行感染やワクチン接種など発症前の出来事，過去の正常血小板数確認の有無，血液疾患の家族歴など）を聴取し，鑑別診断に役立てる．
- 血小板数減少の検査結果の信頼性，ならびにほかの血球異常の有無を確認する．
- 鑑別すべき除外診断を確実に行う．
- 自然軽快の可能性があること，重篤な出血リスクを回避する血小板数レベルの維持が治療目標であることを説明する．
- 出血リスクが低く状態が保たれている場合は性急に治療を開始せず，watch & wait の方針も検討する．

Not To Do

- 白血病などの造血器腫瘍疾患が否定できない場合は，ステロイド投与は慎重に判断する．必要であれば，骨髄検査を躊躇しない．
- まれではあるが重篤な出血や治療合併症のリスクがあるため，「予後良好」と安易な説明をしない．
- 時間経過のなかで病状が出揃い正しい診断に至る場合もあるため，初期の診断に固執しない．

1. 出血傾向と血小板減少の小児患者をみたら行うこと

- 出血症状を評価し，患者の一般状態と活動性を判断する．
- 小児の免疫性血小板減少症（immune thrombocytopenia：ITP）では紫斑（点状出血，皮下出血），鼻出血の頻度が高く，一般状態は比較的良好で身体の活動レベルが保たれている．就学前年齢が8割を占め男児優位で，頭蓋内出血はまれ（<0.5％）である（表1，図1）[1)2)]．
- 発症前2～4週間の先行感染，およびワクチン接種の有無を確認する．小児 ITP の約半数が感染あるいはワクチン接種に引き続いて発症し，慢性化リスクが低い．

表1 小児および成人 ITP の出血症状

出血症状	小児（％）	成人（％）	p値
紫斑	860 (92.6)	4,300 (62.8)	<0.001
歯肉出血	175 (18.8)	1,365 (19.9)	ns
鼻出血	276 (29.7)	687 (10.0)	<0.001
下血	43 (4.6)	453 (6.6)	ns
月経過多	11 (1.2)	259 (3.8)	ns
頭蓋内出血	1 (0.1)	264 (3.9)	<0.001
その他	54 (5.8)	45 (0.7)	<0.05
	929	6,845	

(Kurata Y, Fujimura K, Kuwana M, et al. Epidemiology of primary immune thrombocytopenia in children and adults in Japan : a population-based study and literature review. Int J Hematol 2011 ; 93 : 329-335 より引用)

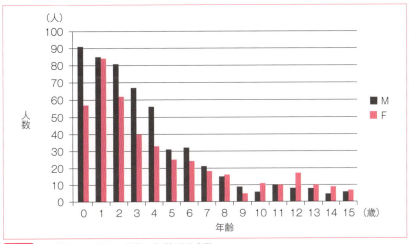

図1 わが国の小児 ITP 患者の年齢別発症数
(Shirahata A, Fujisawa K, Ishii E, et al. A nationwide survey of newly diagnosed childhood idiopathic thrombocytopenic purpura in Japan. J Pediatr Hematol Oncol 2009 ; 31 : 27-32 より引用)

2．血液検査所見で確認すべきこと

1）血小板減少がアーチファクトである可能性の除外

● 静脈採血に手間取ったり，抗凝固薬の攪拌が不十分などの場合，血液凝固による検査でみかけ上の血小板数減少が生じる．採血状況や血小板凝固塊の有無を採血実施者や検査部に確認する．

2）血小板以外の血球成分異常の確認

● 白血球増多・減少や形態の異常，重篤な貧血などを確認する．ITP の血液異常はほぼ血小板に限定されており，白血球や赤血球にも明らかな異常を伴っている場合は，ITP 以外の血液異常を念頭に置いて精査する．

3）血小板のサイズ，形態の確認

● 末梢血塗抹標本で血小板形態観察と血小板サイズの目視による評価は重要である．平均血小板容積（MPV，正常範囲：7〜12 fL）であるが，末梢血塗抹標本上はおおむね正常血小板の大きさの2倍程度（直径4 μm）が大型血小板，赤血球大（直径8 μm）以上は巨大血小板と判別

血小板サイズの定義
MPV（mean platelet volume：正常値7～12 fL）と目視による評価を行う．

巨大血小板：正常MPV以上で赤血球大（直径8μm）以上．
大型血小板：正常MPV以上で正常血小板の2倍程度（直径4μm）．
正常大血小板：正常MPV域内あるいは正常人血小板サイズと同等．
小型血小板：正常MPV以下あるいは正常大血小板サイズ以下．

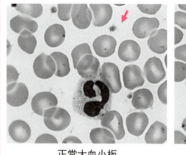 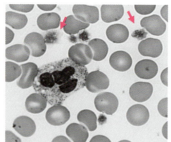 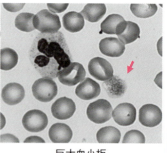

正常大血小板　　　　　　　大型血小板　　　　　　　巨大血小板

図2　血小板サイズ（正常大，ならびに小型・大型・巨大）の分類と血液像〔カラー口絵10〕

表2　小児ITPの鑑別診断

小児の免疫性血小板減少症（ITP）の鑑別疾患
1．二次性免疫性血小板減少症（二次性ITP）
血小板減少をきたしうる免疫学的原因疾患が特定される場合
（1）全身性エリテマトーデス（SLE）およびその類縁疾患
（2）抗リン脂質抗体症候群
（3）Evans症候群
（4）リンパ増殖性疾患
（5）骨髄移植後合併症
（6）感染症（ピロリ菌やHIV）
2．その他の血小板減少症
血小板減少をきたしうる非免疫学的原因疾患が特定される場合
（1）新生児同種免疫性血小板減少症
（2）ITPの母体からの出生児
（3）ヘパリン起因性血小板減少症
（4）血栓性血小板減少性紫斑病
（5）溶血性尿毒症症候群
（6）先天性血小板減少症
（7）Kasabach-Merritt症候群

される（図2，II-5「出血症状を鑑別したい」Memo 3参照）．

4）大型血小板の割合を確認

- ITPでも10%以下の比率で大型血小板を認める場合もあるが，先天性の大型血小板異常症では大型血小板比率50%であり鑑別点となる．

3．鑑別診断

1）血小板減少をきたす二次性ITPとその他疾患を除外診断する（表2）

- ITPは，免疫学的病態を共通とする血小板減少症の多様な疾患群である．ITPの診断は除外診断による（図3）．

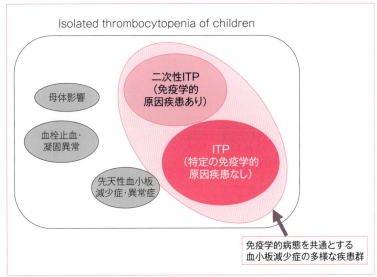

図3 小児の血小板に限定した減少症（isolated thrombocytopenia）の分類（概念）

- ITP として観察の経過中に自己免疫疾患（二次性 ITP）の症状および所見が徐々に顕在化する場合もある．

2）骨髄検査の位置づけ

- 症状と所見が典型的で診断が確実と判断される場合，骨髄検査は必須検査ではない．
- 除外診断に不確実性が残る，あるいは初期治療の効果が不十分な場合，骨髄検査を躊躇すべきではない．
- 骨髄巨核球数は正常～増加で小型巨核球の比率が高く，時に巨核球形態の異形成所見を認める事例もある．

3）慢性 ITP と先天性血小板減少症・異常症

- 若年齢発症，ITP 治療の効果不十分，血小板減少の家族歴などがある場合，先天性血小板減少症・異常症の鑑別を要する．
- 血小板サイズ，形態異常の有無を確認する．先天性血小板減少症・異常症では血小板減少が軽度にもかかわらず，機能異常による出血傾向を呈する事例が多い．
- 過去の血液検査で血小板数値 200,000/μL 以上が確認できれば，先天性血小板減少症・異常症は除外できる．
- 家族性腫瘍は，初期症状として血小板減少を呈することがあり，家系内に悪性腫瘍の発症頻度を確認する．

4. 治療の実際[3)4)]

1）治療の目標

- 血小板数の正常化ではなく，出血リスクの軽減（血小板数（PLT）30,000/μL 以上）と治療副作用の予防を治療の目標とする．
- 自然軽快する可能性があるため，時間とともに薬剤投与の軽減，休止が可能となることが多い．

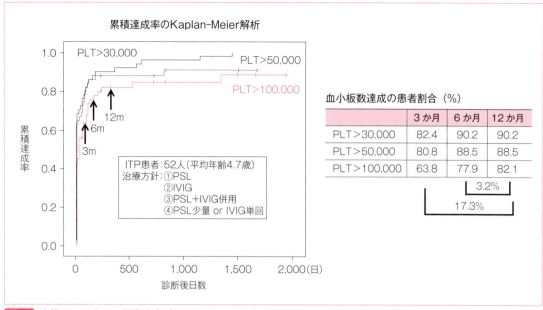

図4 小児ITPにおける標準治療（ステロイド，IVIG）効果の継時的変化
（今泉益栄，松原康策，前田尚子，他．ITPに関する最近の展開 —病態研究，用語の国際標準化，新規治療薬—．日小児血がん会誌 2012；49：373-381 より引用）

2）治療法の選択
- 免疫グロブリン（IVIG），あるいはステロイドが第一選択である．標準的投与スケジュールはIVIG：0.4 g/kg/day（2～5日）あるいは0.8～1.9 g/kg/day，ステロイド：プレドニン®で1～2 mg/kg（2週間以内）である．

3）国際標準化基準における変更
- 疾患名：「特発性血小板減少性紫斑病」→「免疫性血小板減少症」へ変更された．
- ITP分類：病型「急性（6か月未満）・慢性（6か月超）」→病相「新規診断（3か月未満），持続性（3～12か月），慢性（12か月超）」を導入し，診断時は判定が困難な「急性」の病型使用を回避した．

4）治療効果ならびに血小板回復までの期間（図4）
- 第一選択薬による治療効果（CR：PLT＞100,000/μL）達成率は3か月で約6割，6か月で約8割となる．

5）難治性ITPの治療
- 難治性ITPに対しては，脾摘，リツキシマブ（ヒト化抗CD20抗体薬），トロンボポエチン受容体（TPO-R）作動薬がエビデンスレベルの高い治療法である[5]．
- 脾摘の実施は就学年齢以上，肺炎球菌ワクチンの事前接種が必要であり，最近では薬剤治療を優先して脾摘を回避する傾向がある．
- 治療の副作用や小児での治療経験について事前に十分説明する．

✉ こんなときは専門医へ

- 第一選択薬の治療効果はあるが投与中止できず，副作用が顕在化している状況．

- 難治性 ITP の治療適応があり，脾摘を避けるため薬剤治療を使用する状況.
- 慢性 ITP で経過観察中，先天性血小板減少症・異常症との鑑別が必要な状況.

患者・保護者への説明のポイント

1）Watch & wait 方針の妥当性
- 一般状態が良好で軽微な出血症状で，かつ PLT20,000/μL 以上ある場合は，自然軽快の可能性があるため，短期間無治療観察の方針も選択肢であることを説明する.
- Watch & wait の実行には，出血リスクの説明と保護者の同意が必要.

2）治療の目標を説明
- 頭蓋内出血などの重篤出血がまれ（<0.5％）であることを説明し，出血リスクを軽減する血小板数（30,000/μL）と治療副作用の予防が目標であることを説明する.
- 出血リスクを軽減するため生活指導（激しい運動の回避など）を行う.

3）ワクチン接種について
- ワクチン接種後発症例においても，その後のワクチン接種を回避せず実施することが医学的に適切であることを説明する.

文献

1) Kurata Y, Fujimura K, Kuwana M, et al. Epidemiology of primary immune thrombocytopenia in children and adults in Japan：a population-based study and literature review. Int J Hematol 2011；93：329-335.
2) Shirahata A, Fujisawa K, Ishii E, et al. A nationwide survey of newly diagnosed childhood idiopathic thrombocytopenic purpura in Japan. J Pediatr Hematol Oncol 2009；31：27-32.
3) 今泉益栄, 松原康策, 前田尚子, 他. ITP に関する最近の展開 —病態研究, 用語の国際標準化, 新規治療薬—. 日小児血がん会誌 2012；49：373-381.
4) Rodeghiero F, Stasi R, Gernsheimer T, et al. Standardization of terminology, definitions and outcome criteria in immune thrombocytopenic purpura of adults and children：report from an international working group. Blood 2009；113：2386-2393.
5) Cheng G, Saleh MN, Marcher C, et al. Eltrombopag for management of chronic immune thrombocytopenia (RAISE)：a 6-month, randomised, phase 3 study. Lancet 2011；377：393-402.

〈今泉　益栄〉

5 血友病の関節内出血と緊急の病態

To Do

- 全身状態の悪いときは，呼吸循環状態を安定させてから，生命に危険な出血の原因と部位を特定する．
- 止血しにくく，血液検査でAPTT延長，血小板数とPT正常の場合は血友病を疑う．ただし，ループスアンチコアグラントとヘパリン混入を鑑別する．
- 重要臓器への出血に注意する．頸部出血は気道圧迫，腸腰筋出血と腹腔内出血は出血性ショック，筋肉内出血はコンパートメント症候群に気をつける．
- 頭部外傷を疑うときは，神経所見に注意する．重症例では軽い外傷でも頭部を精査する．
- 関節内出血を反復すると関節が次第に破壊されるので，重症例には関節障害を予防するための定期補充療法をすすめる．中等症と軽症でも関節内出血を反復する例には定期補充療法をすすめる．

Not To Do

- 頭蓋内，腹腔内，後腹膜，頸部の出血は重篤になりやすいので，低めに評価しないこと．
- 持続性の鼻出血，歯肉出血では貧血を見逃さない．
- 鼻出血に対する鼻粘膜焼灼は，出血を助長するおそれがあるので禁忌である．
- 出血時に使う抗線溶薬トラネキサム酸は，肉眼的血尿には禁忌である．
- 鎮痛薬を要するときに，アスピリンなどの非ステロイド性抗炎症薬は禁忌である．血小板機能を抑制するアスピリンを使用すると，通常は重篤な出血の起きない軽症例でも出血を助長する可能性がある．

1. 緊急に対応が必要な病態と初期対応

- 全身状態の悪い出血性疾患の患者に出会ったら，まず，呼吸循環状態を安定させ，生命に危険な出血部位を特定して止血に努めながら，以下の検査を並行する．
- 血液像を含む血算，プロトロンビン時間（PT），活性化部分トロンボプラスチン時間（APTT）を最初に行う．PTと血小板数が正常かつAPTTが延長の場合は血友病を疑う（図1）．
- 頸部出血は気道圧迫，腸腰筋出血と腹腔内出血は出血性ショック，筋肉内出血は血管や神経の圧迫による循環障害（コンパートメント症候群）に気をつける．頭部外傷を疑うときは，神経所見に注意する．

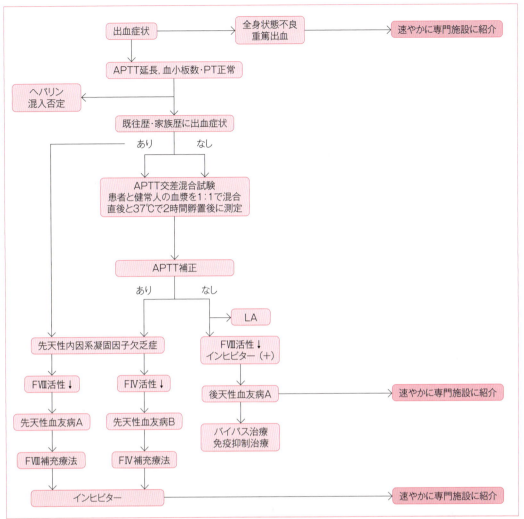

図1 血友病を診断・治療するためのフローチャート
APTT：活性化部分トロンボプラスチン時間，PT：プロトロンビン時間，LA：ループスアンチコアグラント，FⅧ：血液凝固第Ⅷ因子，FⅨ：血液凝固第Ⅸ因子

- 次に，健常者と患者血漿のクロスミキシング試験を行って，ループスアンチコアグラント（lupus anticoagulant：LA）や凝固因子に対するインヒビターを鑑別する（→Memo 1，Ⅱ-5「出血症状を鑑別したい」図4 参照）．
- さらに，血液凝固第Ⅷ因子（FⅧ）や第Ⅸ因子（FⅨ）の活性を測定する．いずれかの活性値が低下していれば血友病を強く疑う．
- 腸腰筋出血や重篤出血（頸部，腹腔内，消化管，気道などの出血，骨折）では入院治療をすすめる．

✏️Memo 1

ループスアンチコアグラント（LA）はリン脂質やその複合体に対するインヒビターである．血液凝固は活性化血小板上に露出したリン脂質膜上ですすむため，抗リン脂質抗体があると凝固経路が障害される．成人では自己免疫疾患に伴う血栓症，不妊症，不育症でよく知られているのに比べ，小児では感染に伴い一過性にLAが産生されることがある．とりわけ，低プロトロンビン血症を伴うLA陽性例では，血栓症ではなく出血症状を示すのが特徴的である．

- 血友病の治療製剤を輸注する．輸注量の計算は，4-1)-a.「補充療法」の項を参照する．
- 凝固因子製剤による補充療法を開始したら静注 15 〜 30 分後に APTT を再び測定する．補充療法によって APTT が正常化していれば，診断は確定され，治療の有効性も確認できる．

> **Essence**
>
> 先天性血友病は X 連鎖劣性遺伝形式を示す先天性の出血性疾患であり，FⅧの量的・質的異常の血友病 A と FⅨ異常の血友病 B からなる．男児に多く，重い出血症状を幼少期から反復する．ジワジワと出血（oozing）して止まりにくいのが特徴であり，関節内など深部出血が多い．

> **Essence**
>
> 検体の採取法は非常に重要である．凝固検査ではクエン酸入り（凝固検査用）チューブの線まで血液を正確に満たす．ヘパリン加留置カテーテルから採血するとヘパリンが混入して APTT は延長する．採血に手間取ったり，組織液が混入したりすると，血液が凝固して異常値を示す．

2. 関節が腫れて痛がる血友病患者に出会ったら

- 関節が赤く腫れて痛がる血友病患者では関節内出血を考える．幼児では痛がらなくても，跛行のような，かばう動作をするときや関節の可動域制限のあるときは要注意である．
- 診断のための関節腔穿刺は不要である．
- 出血にはまず，RICE（安静，局所の冷却，圧迫，挙上）が原則である．
- 不足する凝固因子を補充するために，血友病の治療製剤を輸注する．輸注量の計算は，4-1)-a.「補充療法」の項を参照する．
- 関節内出血を反復すると関節が次第に破壊されるので，重症例には関節障害を予防するための定期補充療法をすすめる．中等症と軽症でも関節内出血を反復する例には定期補充療法をすすめる．

3. 血友病を理解しよう

1) 基本病態

- 出血傾向の病態は血小板，凝固因子，線溶因子，血管に大別して考える．血友病は凝固因子の異常である．
- 血友病は X 連鎖劣性遺伝し，原則として男性（児）に発症する．一方，ヘテロ接合体の女性は保因者である．出生男児の 5,000 例に 1 例が血友病 A を，30,000 例に 1 例が血友病 B を発症し，人種や民族の差はないといわれる[1]．2017 年時点で，わが国には血友病 A 患者が約 5,000 例，血友病 B 患者が約 1,000 例いる．女性患者は約 50 例である．
- ともに X 染色体長腕末端部にある *FⅧ*遺伝子（血友病 A）または *FⅨ*遺伝子（血友病 B）の変異が原因である．
- FⅨはビタミン K 依存性に肝臓で合成される蛋白であり，活性型第Ⅶ因子・組織因子複合体などによって活性型となり，セリンプロテアーゼ活性を発揮する．
- 出血時にはFⅧは微量のトロンビンによって分解され，von Willebrand因子（von Willebrand

factor：VWF）から遊離して活性型FVIIIになり，活性化血小板上に露出したリン脂質膜上につくられる第X因子活性化複合体に取り込まれる．第X因子を活性化させる活性型FIXの反応は，活性型FVIIIによって著しく増幅される．

- FVIIIとFIXは，第X因子を活性化する反応に必須であり，これらが欠乏するとトロンビン産生，ひいてはフィブリン産生が障害される．血管の破綻部位に形成された血小板血栓は，フィブリンによって安定化しないまま流血中に剥離しやすく，重大な出血傾向をきたす．

2）病態生理からみた臨床症状

a．生後いつごろから発症するか？

- 重症例の約半数は活動性が増加する生後6～8か月に筋肉内出血や皮下血腫で発症する[1]．血友病の皮下出血は出血斑であって，血小板異常にみられる点状出血とは異なる．
- 関節内出血は歩き始める1歳半ころから始まる．
- 軽症や中等症例では通常の日常生活ではほとんど出血しないため，関節症がないまましばしば成人に達する．成人まで気づかず，大きな外傷や術前検査を契機に診断されることもある．

b．出血にはどんな特徴があるか？　どんな症状に注意するか？

- 関節内出血や筋肉内出血のような深部出血を反復する．
- いったんは止血したようにみえたり，初めは些細な出血と思われたりしても，気づかれないうちにジワジワとした出血（oozing）が続き，いつの間にか重大な出血に至ることがある．血小板血栓が不安定な様を反映している．
- 足関節や膝関節に多く出血する．急性の関節内出血では関節の違和感（ムズムズする，硬くなった）や倦怠感に引き続いて，激痛や熱感を伴う関節腫脹が出現し，関節の可動域は低下する．
- 関節内出血を反復するとヘモジデリンが沈着して滑膜の変性や炎症が進行し，慢性滑膜炎になる．血友病性関節症が進むと関節軟骨が萎縮して関節裂隙が狭くなり，さらには非可逆的な骨の変形と破壊に至るため，関節拘縮や筋萎縮によって日常生活が障害される．
- 筋肉内出血も運動機能障害の原因となるので重要である．筋肉内出血では筋区画内の圧力が上昇するため，血管や神経の圧迫による循環障害（コンパートメント症候群）に気をつける．
- 腸腰筋出血は，右下腹部痛を呈し急性虫垂炎と間違えられやすいことや，大量出血による出血性ショック，大腿神経麻痺をきたすことがあるので重要視される．典型例では，出血した側の大腿は痛みのために伸展できず，仰臥位で股関節を屈曲した腸腰筋肢位をとる．
- 頸部出血は気道圧迫による致死率が高い．
- 最も重篤な出血症状の1つである頭蓋内出血が血友病の初発症状となることもある．血友病では，1～4％が新生児期に頭蓋内出血を発症するという報告がある[1]．
- 口腔内は線溶活性が高いために，止血しにくい．出血が持続する鼻出血や歯肉出血では貧血に注意する．

3）診断のための臨床検査

- APTTが延長し，PTと血小板数が正常である場合は以下のように検査をすすめる（→図1，Memo 2，Memo 3参照）．
- まず，健常者と患者血漿を各種比率で混ぜてAPTTを測定する，クロスミキシング試験を行う．血友病などの先天性凝固因子欠乏症では，正常血漿の添加によってAPTTの延長は容易に

改善され，下に凸のパターンを示す．一方，インヒビターが存在している場合は，APTTの延長は改善されにくいため，上に凸のパターンを示す．下に凸のパターンが明らかでなければ，LAや後天性血友病などが考えられる（→Memo 1，Memo 4 参照）．

- クロスミキシング試験は多くの検査室で実施でき，保険適応があることを強調しておく．
- 次にFVIIIやFIXの活性を測定する．これらの活性値が低下していれば血友病を強く疑う．FVIIIやFIXの活性測定は，多くの病院では外注検査であり，結果が判明するのに3～7日かかることが難点である（→Memo 3 参照）．
- 新生児のFVIII活性は成人値にほぼ等しい．一方，FIX活性は成人値を100％とした場合に30～50％と低値であるので，確定診断は生後6か月以降に行う[1]．
- 血友病の出血症状はFVIIIおよびFIXの凝固活性とよく相関する．健常成人を100％として活性が<1％の場合を重症，1～5％を中等症，5＜～<40％を軽症と分類されている．
- 最後に，von Willebrand病（von Willebrand disease：VWD）を鑑別するために，VWF活性（VWF：RCo）を測定する．VWDはVWFの量的・質的低下により生じる出血性疾患であり，先天性出血性疾患では最も多い．常染色体性遺伝を示すため，女性（児）にもみられる．血漿中のFVIIIはVWFと結合することにより保護されているため，VWDではFVIIIも同時に低下する．よって，FVIIIが低下していたら，VWF活性（抗原量）を測定する．
- 必要に応じて非常にまれな第XI因子や第XII因子の欠乏症を鑑別するために，活性を測定する．
- 大出血後にはヘモグロビン（Hb）値の低下に注意する．出血後は線溶の亢進のためにFDP，D-ダイマーが増加するので驚かないようにする．

> **Essence**
> APTTが延長し，PTと血小板数が正常な出血性疾患をみた際は，血友病を疑ってVWDとLA，後天性血友病を鑑別する．まずは，健常者と患者血漿のクロスミキシング試験を行う（→Memo 1，Memo 4 参照）．

4. 治療

- 出血したときの治療と，長期的に関節障害を予防するための定期補充療法からなる．

1）出血したときの治療

a. 補充療法

- 治療の基本はFVIII製剤やFIX製剤による補充療法である．補充療法と補助治療を適切に組み合わせて止血を図る．
- 出血の部位と量を含めた重症度，外科的処置の有無に応じて必要な凝固因子活性を維持できるように計画する．目標のピーク値と最低のトラフ値の両方を評価する．
- 日本血栓止血学会が示している，「インヒビターのない血友病A患者の急性出血や処置におけ

凝固因子活性を複数回測定して値がばらついた場合は，最低値を使って判定する．APTTやFDP，D-ダイマーは施設間格差があるので注意する．多血症では血漿が少ないためクエン酸過剰となりAPTTが延長する．

る FⅧ製剤補充療法ガイドライン」[3]を参考にピーク値を決める．目標ピーク因子レベルは，重篤な出血では100％，関節・筋肉内への軽度の出血では20〜40％，重度の出血では40〜80％，肉眼的血尿では40〜60％である．

- 続いて，FⅧおよびFⅨの必要輸注量を下記のように計算する．係数の違いには十分に注意する．

  血友病Aへの第Ⅷ因子製剤の必要輸注量（単位）＝体重（kg）×目標ピーク因子レベル（％）×0.5．
  血友病Bへの第Ⅸ因子製剤の必要輸注量（単位）
  ＝体重（kg）×目標ピーク因子レベル（％）×1（血漿由来）〔×1.5（遺伝子組換え）〕．

- 例1）重症血友病A患者が1歳で体重10 kgとすると，重篤な出血では目標ピーク因子レベルが100％であるので，体重（kg）×目標ピーク因子レベル（％）×0.5＝10×100×0.5＝500単位となる．

- 例2）重症血友病Aの患者が4歳で体重15 kgとすると，重度の関節出血では目標ピーク因子レベルが60％であるので，体重（kg）×目標ピーク因子レベル（％）×0.5＝15×60×0.5＝450単位となる．

- 1日の輸注回数は1〜2回（頭蓋内出血では持続輸注），必要な期間は1〜7日であり，病態によって異なるため，上記ガイドラインを参照する．

- 第Ⅸ因子製剤は第Ⅷ因子製剤に比べて約2倍の間隔で輸注する．半減期は第Ⅷ因子製剤が8〜12時間，第Ⅸ因子製剤が18〜24時間である．半減期延長製剤については製剤によって異なる．

- 血友病AかBかの診断前に，重篤な出血のために緊急の補充療法が必要なときには新鮮凍結血漿も選択肢となりうる．

- 軽症〜中等症の血友病Aと1型VWDの軽度の出血には，酢酸デスモプレシンが有効である．0.2〜0.4 μg/kgを10〜20分で静注する．副反応である血圧上昇や紅潮に注意する．

b．補助治療

- RICE（安静，局所の冷却，圧迫，挙上）が基本手技として重要である．
- 鼻出血には酸化セルロースやアドレナリン浸漬ガーゼを鼻腔に充填する．鼻粘膜焼灼は禁忌である．
- 口腔内出血は唾液中のフィブリノリジンのため，止血しにくい．抗線溶薬トラネキサム酸30 mg/kg静注の併用も有効である．トロンビン外用液も使用しうる．
- 鎮痛薬としてアスピリンは禁忌であり，アセトアミノフェン単独またはアセトアミノフェンとコデインを併用して用いる．ただし，乳児にコデインは使わない．

2）定期補充療法

- 血友病では関節症の発症と進行を抑えることが鍵であり，重症血友病に凝固因子製剤の補充を

Memo 3

FⅧ（FⅨ）活性を緊急に測定できる施設はわずかであり，ほとんどは外注になるため，治療する際に血友病AかBかの診断にはしばしば困る．その時は簡易法として，試験管に入れた患者血漿にFⅧまたはFⅨ製剤の極少量を加えて混和し，その検体のAPTT測定を行う．FⅧ製剤を添加してAPTTが改善すれば血友病A，FⅨ因子製剤で改善すれば血友病Bと推定できる．

長期間継続し，最低のトラフ値を＞1% に常に保つ定期補充療法が一般的になった．重症血友病のトラフ値を中等症相当に保つことで重篤な出血頻度および関節症の発症と進行が改善するというエビデンスに基づいている．

- 定期補充療法の普及に伴って，血友病患者の活動性も向上しており，運動への参加も可能になってきた．初回の関節内出血後に定期補充療法を開始することが国際的にすすめられている．関節症を評価するために関節 MRI も検討する．
- トラフ値を左右する半減期は患者ごとに違うので，トラフ値は実測して調節することをすすめる．詳細についてはガイドライン[3]を熟読されたい．血友病 A では週に 3 回または隔日，血友病 B では週に 2 回または 3 日に 1 回静注する．
- 半減期延長製剤は輸注回数を減らせるので，頻回な静脈穿刺を回避したい乳幼児や，アドヒアランスが不良になりやすい思春期の患者には朗報であろう．ただし，エビデンスの蓄積は少なく，注意深く使う必要がある[4]．

> **Essence**
>
> 血友病の出血を止めるためには，凝固因子製剤による補充療法が基本であり，冷却や圧迫などの補助治療も加える．関節症の発症と進行を抑えるために，重症血友病には凝固因子製剤の補充を長期間継続する定期補充療法をすすめる．

5. よくある合併症の病態生理とその診断・治療・予防

- 遺伝子変異のある患者には，製剤中の FⅧ や FⅨ が非自己と認識されて，抗 FⅧ あるいは抗 FⅨ 同種中和抗体＝インヒビターが出現することがある．凝固因子の補充療法により，重症血友病 A で 20 〜 30%，血友病 B で 3 〜 5% にインヒビターが出現する（→ Memo 5 参照）．
- 補充療法中にインヒビターができると止血効果は激減し，治療管理が困難になる．FⅧ インヒビターは通常，FⅧ 製剤の投与開始 10 〜 50 回までに出現するので，インヒビターを定期的に調べる．
- VWF を含む血漿由来 FⅧ 製剤は，遺伝子組換え製剤に比べてインヒビターの出現が少ないという報告もあり，注目される[5]．
- インヒビター保有患者の治療にはバイパス止血療法と免疫寛容導入療法がある．

Memo 4

出血傾向の既往や家族歴のない患者が急に出血し，APTT が延長していて血小板数と PT が正常ならば後天性血友病 A を疑う．後天性血友病 A は，FⅧ に対する自己抗体（インヒビター）によって，因子活性が低下して難治性の出血を起こす疾患である[2]．後天性の血友病 A は，小児領域では非常に少ないのであまり知られていない．出血は広範で重篤なことも多く，生命予後に直結する．

Memo 5

治療方針の選択のためには定期的にインヒビターの有無と力価を確認する必要がある．インヒビターの力価はベセスダ単位（bethesda unit：BU）で表現され，等量に混和した患者血漿が正常血漿の凝固因子活性を 50% 阻止することを，1 BU と定義している．

6. 予後

- 適切な治療管理を早期から受けられれば，下記のウイルス感染患者とインヒビター保有患者を除くと，生命予後は非血友病患者に遜色がないほどに改善してきた．
- インヒビターを保持する患者では死亡率が高く，生活の質は低下する．血漿由来凝固因子製剤にかつて混入していた，ウイルスによるHIV感染症，B型肝炎，C型肝炎は予後に大きな影響を与える．関節機能の長期温存は生活の質に影響するので重要である．
- 成人患者のトランジションは，理解のある血液内科医も多く，比較的容易といえる．

✉ こんなときは専門医へ

- 全身状態不良の場合と重篤出血（頭部，腹腔内，消化管，気道などの出血，骨折）や腸腰筋出血では入院治療のために，専門施設へ直ちに搬送する．
- 後天性血友病は難治性であり，生命予後に直結するので速やかに止血治療と免疫抑制療法を開始し，専門施設へ搬送する．
- 補充療法中にインヒビターが出現すると，止血効果は激減するので専門医へ紹介する（→ Memo 5 参照）．止血に難渋したら速やかに搬送する．
- 難治性の関節内血腫と筋肉内血腫，血友病性関節症の外科的治療は専門の整形外科医に紹介する．
- 大手術の周術期の止血管理には熟練を要するので，専門施設へ前もって紹介する．
- 保因者など遺伝関連の相談は遺伝カウンセラーに委ねることが望ましい．保因者の出産と保因者から出生した新生児の管理は専門医に相談することをすすめる．

👥 患児・保護者への説明のポイント

- 血友病の予後は，適切な治療管理を受けられれば，ウイルス感染患者インヒビター保有患者を除くと，非血友病患者と差がないほどに改善してきたので，「前向きに立ち向かいましょう」と指導する．
- 重症血友病では軽い外傷でも重篤な出血が起こりうる．また，わずかな出血でも続くことがあるので，症状の増悪時には医療機関を再診するよう指導する．軽い頭部外傷でも頭蓋内出血の可能性について話しておくのがよい．
- 重症血友病の補充療法中にインヒビターが出現すると止血効果は激減するので，通常の補充療法が効かなくなることをあらかじめ話しておく．

文献

1) Peyvandi F, Garagiola I, Young G : The past and future of haemophilia : diagnosis, treatments, and its complications. Lancet 2016 ; 388 : 187-197.
2) Franchini M, Mannucci PM : Acquired haemophilia A : A 2013 update. Thromb Haemost 2013 ; 110 : 1114-1120.
3) インヒビターのない血友病患者に対する止血治療ガイドライン作成委員会：インヒビターのない血友病患者に対する止血治療ガイドライン 2013年改訂版．日血栓止血会誌 2013 ; 24 : 619-639.
4) インヒビターのない血友病患者に対する止血治療ガイドライン作成委員会：血友病患者に対する止血治療ガイドライン 2015年補遺版．日血栓止血会誌 2016 ; 27 : 107-114.
5) Peyvandi F, Mannucci PM, Garagiola I, et al. A Randomized trial of factor VIII and neutralizing antibodies in hemophilia A. N Engl J Med 2016 ; 374 : 2054-2064.

（石黒　精）

6 小児がん・造血幹細胞移植治療終了後の一般外来

To Do

- 直近の好中球数，リンパ球数，輸血必要性，免疫グロブリン補充など，造血や免疫の状態を確認し，必要に応じて外来の時間や場所を配慮する．
- 中心静脈カテーテル，VPシャント，腹膜透析用カテーテルなどのデバイスの有無と管理を確認する．
- 原疾患の診断や治療内容（手術，化学療法，放射線治療，造血幹細胞移植など），合併症の有無を確認する．
- 専門医側で継続される治療や投薬がある場合，治療目的（原疾患の維持療法，免疫抑制，感染予防，合併症治療，合併症予防等），投薬内容，投薬期間，併用注意薬，その他の注意事項を確認する．
- 専門医に予防接種の開始可能時期を確認し，専門医と連携して必要なワクチン接種を行う．
- 晩期合併症リスクは個々の患者で異なるため，当該患者の晩期合併症リスクを知り，フォローアップ方法や専門医との連携方法を知っておく．
- 学校や社会生活の様子を確認し，必要に応じて学校との連携や，専門医への紹介を行う．

Not To Do

- 基礎疾患のある患児では，原疾患や治療歴，合併症，注意事項の確認なしに安易な診療や投薬を行わない．
- 免疫状態の確認や併用薬の確認なしに予防接種を行わない．
- 心配な症状がある場合，専門医への紹介を必要以上にためらわない．

Essence

小児がん全体での治癒率は80%に及ぶようになったが，成長発達途上の小児期に疾患による侵襲や強力な集学的治療による直接的・間接的影響を受けることで，小児がん経験者には治療終了後にも，さまざまな長期的合併症（晩期合併症）が起こることが明らかになってきた．晩期合併症には，治療時年齢，疾患，化学療法の内容，累積投与量，放射線治療の範囲，部位などが関係し，身体や臓器の成長・発達・成熟のみならず，二次がん，成人後の慢性健康障害，さらに精神心理面，教育面，就労，結婚・出産などに多彩な影響を及ぼす（図1，→Memo 1参照）．

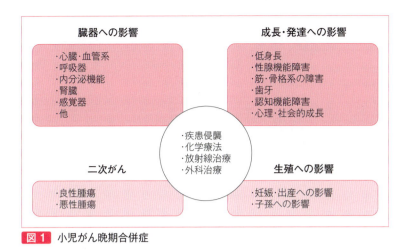

図1 小児がん晩期合併症

1. 退院後の注意事項

1) 免疫低下

- 化学療法終了後，好中球数や好中球機能は比較的早期に回復するが，リンパ球の回復は遷延する．血液腫瘍患者では退院後一定期間はST合剤の予防内服を継続する．固形腫瘍，脳腫瘍では，疾患によって治療や免疫状態が大きく異なるため，対応は千差万別である．

- 退院後早期は，麻疹，水痘，インフルエンザ等の流行性疾患との接触に注意する．家族には退院前から予防接種をすませてもらい，家庭内に流行性疾患を持ち込まないようにしてもらう．免疫低下のために予防接種ができない患児では，水痘やインフルエンザに接触した場合は予防投薬を検討する．

- 水痘既感染者は，治療中や治療後早期に帯状疱疹を生じやすい．発疹に先行して局所の疼痛のみを訴える場合もある．帯状疱疹は，1デルマトーム内であれば接触感染扱いだが，複数のデルマトームにわたる場合は，水痘と同様，空気感染対策を要する．免疫低下時は感染が重症化しやすいため，バラシクロビル内服やアシクロビル静注で治療する．

- 免疫抑制薬治療などのために免疫グロブリンの回復が遷延する場合は，免疫グロブリン値が一定水準以上になるように補充療法が行われる．近年は在宅での免疫グロブリン補充も可能である．

2) 予防接種

- 一般的な化学療法の終了後に予防接種が可能になるまでには，通常不活化ワクチンで3〜6か月，生ワクチンで6〜12か月を要する．生ワクチンは，外来化学療法を行っている場合や，ステロイドや免疫抑制薬を投与している間は，原則接種不可である（**表1**）[1]．

> **Memo 1**
>
> 近年は晩期合併症の理解と自己健康管理のために，原疾患の専門医から患者家族に，診断，病期，プロトコール名，治療内容（手術，化学療法，放射線治療，造血幹細胞移植，輸血など），治療時の合併症，治療終了後のフォローアップ方法などが記載された記録（治療サマリー）や資料（フォローアップ手帳など）が渡されるようになってきている．

表1 造血幹細胞移植後の予防接種一覧

ワクチン名		接種時期目安
不活化ワクチン	インフルエンザHA DPT-IPV DPT 不活化ポリオ（IPV） 日本脳炎ワクチン	移植後6～12か月以降かつ 慢性GVHD増悪なし
弱毒化生ワクチン	麻疹 風疹 MR ムンプス 水痘	移植後24か月以降， 免疫抑制薬なし 慢性GVHDなし
その他のワクチン	23価肺炎球菌ワクチン（PPSV23） 結合型肺炎球菌ワクチン（PCV13） インフルエンザ菌b型ワクチン（Hib） B型肝炎ワクチン	移植後6～12か月以降かつ 慢性GVHD増悪なし
	BCGワクチン 生ポリオワクチン	接種しない
	ヒトパピローマウイルスワクチン	随意
	ロタウイルスワクチン	推奨しない

（日本造血細胞移植学会ガイドライン委員会（編）：4 予防接種　第2版．造血細胞移植ガイドライン第1巻．医薬ジャーナル社，2014：162-224 より改変）

- 治療終了後の予防接種は，原則的に不活化ワクチン（4種混合（DPT-IPV），3種混合（DPT）あるいは2種混合（DT），インフルエンザなど）から開始し，その後生ワクチン（麻疹，風疹，ムンプス）の接種に移行する．感染症の流行状況によって適宜変更してよい（→**Memo 2**参照）．
- 造血幹細胞移植を行っている場合，免疫の回復状況は，移植前処置（移植前治療），移植ソース，移植片対宿主病（graft-versus-host disease：GVHD）治療の有無などによって異なる．不活化ワクチン接種には，移植後6～12か月経過していて慢性GVHDの増悪がないこと，生ワクチン接種には，移植後24か月経過していて慢性GVHDがなく，免疫抑制薬投与が終了しており，輸血や免疫グロブリン投与後3か月以上，大量免疫グロブリン投与後6か月以上経過していることを確認する必要がある（→**Memo 3**参照）[1]．
- 生ワクチン接種前には，末梢血リンパ球数，血清免疫グロブリン値，リンパ球幼弱化試験（PHA），CD4陽性細胞数，CD4/8比などを検査し，免疫回復を確認する．
- 予定入院や予定手術がある場合，感染の紛れ込みを避けるため，水痘ワクチンなどの生ワクチン接種は入院予定日4週間前から避けておく．

Essence

造血幹細胞移植後は，自然免疫（好中球，単球，マクロファージ，樹状細胞，ナチュラルキラー（NK）細胞）は移植後6か月までに回復するが，T細胞数は，移植後3か月は低いままである．一般にCD4陽性細胞はCD8陽性細胞より増加が遅くCD4/8比は低下する．細胞性免疫の完全回復には年単位を要するが，小児は成人よりも免疫学的回復は早い．B細胞の回復は移植後1～3か月，小児では移植後6週間ほどである．GVHDを生じていると免疫回復は遷延する[2]．

> **Essence**
>
> 同種造血幹細胞移植前に自然感染ないし予防接種によって得られた免疫は，移植後には経年的に低下，消失するため，予防接種による発症予防や軽減化が可能な感染症では接種が推奨される．自家造血幹細胞移植の場合は，移植前に罹患した成人では麻疹，風疹，ムンプスの抗体価低下は少ないが，罹患歴がなく予防接種をした小児の抗体価は，風疹は維持されるものの，麻疹は 2/3，ムンプスは半数近くで消失する．

3）復学・社会生活

- 退院後の復学には，学習の遅れや，身体的な障害，入院期間中の友人たちとの共通体験の欠如，頭髪などの外観の変化，友人関係，体調不良や体力低下・易疲労，通院・入院などによる欠席や早退の必要性などのために，学習・心理社会面で配慮すべき問題が多い．
- 車椅子，歩行器，松葉杖などを使用している場合，昇降口や教室位置の確認，エレベーター，手すり，特殊な机や椅子，トイレ，補助者の配置の必要性などを，保護者や学校関係者と検討する（→ Memo 4 参照）．
- 聴覚障害では，補聴器の利用や，特別支援学級（支援級）での学習，教室の配置，椅子や机の静音養生など，視覚障害では，ルーペや拡大教科書，文字や絵の拡大用電子機器，特別支援学級（支援級）での学習などが必要である．その他，例えばインスリン自己注射が必要な場合，処置ができる部屋の確保，付き添い，低血糖時の対応などを確認する．
- 同じクラスや学年の生徒には，患児の疾患や闘病について，何をどの程度まで伝え，どのような手助けが必要か，あらかじめ話し合っておく．
- 脳腫瘍の患児や，頭蓋への放射線治療を行っている患児では，認知機能や高次脳機能に影響する．同じ疾患でも，照射時年齢，全脳照射の線量，小脳無言症などの術後合併症によって影響の大きさは違う．
- 治療終了時には問題が明らかでなくても，進級・進学，学習内容の変化，友人関係の中で問題がみえてくることも多い．神経心理学的評価を反復し，特別支援教育を考慮する．

> **Memo 2**
>
> 発症予防抗体価は，麻疹は国際単位で 120～200 mIU/mL，粒子凝集法（PA）で 64 倍，中和法（NT）で 4 倍，水痘は ELISA 法で 5 IU/mL，風疹は国際単位で 10 IU/mL，赤血球凝集抑制法（HI）で 16 倍，感染予防抗体価は，麻疹は国際単位で 500～1,000 mIU/mL，中和法（NT）で 32 倍，風疹は国際単位で 15～25 IU/mL，赤血球凝集抑制法（HI）で 32 倍[2]．

> **Memo 3**
>
> 免疫抑制薬投与中は，原則として BCG や生ワクチン接種は禁忌だが，CDC の予防接種ガイドラインでは，プレドニゾロンを必ずしも予防接種禁忌とはしておらず，投与量および投与期間が一定内（20 mg/day あるいは 2 mg/kg を，14 日間以下）であれば予防接種可能としている[1]．このような場合の予防接種は専門医の管理下で行う．

> **Essence**
>
> 退院時には，患者家族のニーズに応じて，保護者と病院（医師，看護師，ソーシャルワーカー，院内学級の担任など）と学校関係者（原籍校の担任，特別支援教育コーディネーター，養護教諭，教頭・校長など）による復学支援会議が行われる．復学支援会議では，身体や学校生活上の注意点のほか，心理学的評価や特別な教育的ニーズについても話し合われる．復学支援会議の結果は，学校の校内委員会に報告され，患児の実態把握と合理的配慮に基づく教育支援の提供に役立てられる．

4）晩期合併症と長期フォローアップ

- 多くの小児がん患者が成人後までの長期生存を期待できるようになった一方で，小児がん晩期合併症が問題となっている．小児がん診療を，腫瘍治療のみで終了するのではなく，小児期発症の慢性疾患として捉える視点が必要である．
- 晩期合併症には，疾患，治療時年齢，手術，使用した抗腫瘍薬の種類や総投与量，放射線治療の照射野や線量など，多くの因子が関与する．化学療法による晩期合併症は全身性だが，放射線治療による合併症は局所性であり，二次がんや骨成長障害などの放射線合併症は照射野内に生じる[3)4)]．
- 造血幹細胞移植後の晩期合併症には，移植前治療（前処置）や移植より前に要した治療によるものと，GVHD によるものがある．
- 移植前治療には，抗腫瘍薬や放射線，免疫抑制薬を用いるため，それぞれの晩期合併症を考慮する．
- GVHD は，皮膚，粘膜，関節，消化管，肝臓などに，自己免疫疾患や膠原病のような症状を引き起こし，QOL にも大きく影響するが，移植ソースや前治療，免疫抑制薬を配慮しても，GVHD を正確に予測することは難しい．
- 小児がん経験者は，高血糖，脂質異常症，高血圧などの生活習慣病を，若年期から生じやすい．食生活の管理，適切な運動をすすめ，喫煙や過剰な飲酒は避けるよう指導する．
- 晩期合併症は，経験者の自覚の有無にかかわらず生じる．例えば成長ホルモン分泌低下による低身長などは，時期を逸すと，骨端線が閉鎖してしまい対応が困難になる．
- 適切なフォローアップを受けずにいると，社会や家庭で重要な役割を担う成人期に，突然の健康破綻を生じて，本人や周囲に大きな混乱を引き起こす．また，成人期以後の心理社会的不安定の要因になる．
- 小児がん晩期合併症に関する情報提供は，小児がん経験者の自己健康管理能力の向上や，適切な受療行動の推進，小児がん経験者の QOL 向上に寄与する．
- 小児がん経験者の長期的な健康管理には，専門医のみならず，小児一般診療医，教育，社会福祉，成人医療との，時間・空間を超えた連携が求められる．

Memo 4

手すりの設置やトイレの改修，教員の加配，補助員などの要望は，予算にかかわる問題でもあるので，ニーズが予測される場合は，前年の秋〜年末ころまでに要望をだしておく．新入学児の場合は，保護者に入学前検診の機会の利用や，教育委員会への相談をすすめる．

> **Essence**
>
> 小児がん経験者は，成人のがん患者とは異なり，治療終了後から進学や就労，結婚・出産などライフステージの重要なイベントを通っていく存在である．また 20 ～ 30 年といった超長期経過後には，原疾患である悪性腫瘍よりも，晩期合併症のほうが主要な死亡原因となる．地域や成人後の日常的な健康管理の積み重ねこそが重要である．

5）さまざまな晩期合併症

a. 低身長・成長ホルモン分泌不全

- 幼小児期に視床下部下垂体に 18 Gy 以上の照射を受けると，成長ホルモンの分泌が低下して身長の伸びが低下する可能性がある．鞍上部への腫瘍浸潤や手術によってもホルモン産生は阻害される[4)5)]．
- 成長ホルモンは身長を伸ばすだけではなく，成人期の骨や筋肉，脂肪の代謝などにも関与する．
- 視床下部下垂体への 24 Gy 以上の照射で，成人成長ホルモン分泌不全（成人 GHD）の治療が必要になることがある．

b. 性腺機能障害・不妊

- 性腺機能障害には，中枢性の性腺刺激ホルモン（LH/FSH）分泌異常と，原発性の性腺機能障害がある．視床下部下垂体への放射線治療の影響は 2 相性で，18 ～ 30 Gy ではゴナドトロピン分泌過剰，30 Gy 以上ではゴナドトロピン分泌不全となる[4)5)]．
- 腫瘍性の思春期早発症もある．思春期早発症では骨端線が早期に閉鎖するため，最終身長は低くなる．また思春期早発症の後に性腺機能低下になることがある．女子で 7 歳半以前の乳房発達，8 歳以前の発毛，10 歳半以前の初経を認める場合や，男子で 9 歳未満の発毛，変声，精巣容積増大などを認める場合は，思春期早発症の可能性がある．
- 思春期前の女子への 10 ～ 15 Gy の骨盤照射や，男子での 20 Gy 以上の精巣照射では，原発性の性腺機能障害が起きる．男子ではアルキル化剤や白金製剤で不妊リスクが高まる．シクロホスファミド $5 \sim 7.5 \text{ g/m}^2$ 以上，イホスファミド $25 \sim 60 \text{ g/m}^2$ 以上，プロカルバジン $3,000 \text{ mg/m}^2$ 以上がリスクとされる．女子では，シクロホスファミド 10 g/m^2 以上で月経は停止するが，思春期前であればアルキル化剤の妊孕性に対する影響は大きくない可能性がある．骨盤部への放射線治療でも，思春期前のほうが影響は小さい．ただし月経があっても，卵胞の絶対数減少により予備能が低下していると，30 代で早発閉経になることもある．造血幹細胞移植に用いられるブスルファンでは不妊になる（→ Memo 5 参照）．

c. 歯牙形成不全

- 乳幼児期の化学療法や放射線では永久歯の形成が障害される．永久歯の生え変わりの時期に矮

> **Memo 5**
>
> 不妊リスクのある治療を開始する前には，可能な限り妊孕性温存をはかる．男子の場合，精通のある年齢では精子保存をすすめる．現状では幼少男児での保存は難しい．女子の場合，卵子凍結，受精卵凍結，卵巣組織凍結などの手段があるが，前二者は排卵誘発や採卵に時間を要す．卵巣組織凍結は腹腔鏡手術で早く対応可能だが，診断治療の早期に採取手術が必要で，白血病など腫瘍細胞混入の可能性は否定できない．小児がん分野では，まだ限定的に行われているにすぎない．

小歯や歯根短縮，歯牙欠損に気づかれるが，乳歯残存と間違えられることもある．歯科矯正や抜歯の際は，専門知識に基づいた事前評価が必要である．永久歯も，う歯になりやすいため適切な口腔ケアと定期的な歯科チェックをすすめる．

d. 心筋障害

- アドリアマイシン，ダウノルビシン，ピラルビシンなどのアントラサイクリン系抗腫瘍薬は，蓄積性心筋障害がある．ドキソルビシン換算累積投与量 250 mg/m^2 以上で心不全リスクが高くなる．5歳未満や心臓を含む放射線治療もリスクである．心不全は，投与後何年も経過してから，成長や体格変化による心臓への負荷増大，無酸素運動，妊娠・出産などを契機として発症するため，リスク例では心臓の定期検診を実施する．

- 治癒率の高い急性リンパ性白血病などでは，アントラサイクリン系抗腫瘍薬使用量がリスク量以下に減弱されているが，治癒率の向上をめざす段階の固形腫瘍では，リスク量を超えた投与が行われている．

e. 聴力障害

- シスプラチンは累積投与量 300〜450 mg/m^2 以上で耳鳴や高音域聴力障害を生じる．おなじ白金製剤であるカルボプラチンは，シスプラチンよりは影響が低い．高音域聴力障害は，日常会話域が保たれるために聴力障害に気づかれにくいが，幼児の言語発達や認知機能にも影響する．

- 呼んでも振り向かない，発音が不明瞭，体温計の音や，虫の音が聞こえないなど，聴力障害の疑いがあれば耳鼻科にコンサルトし，聴力検査を行う．

f. 視力視野障害

- 視機能は，特に網膜芽細胞腫，視神経膠腫，鞍上部腫瘍で影響が大きい．視力低下，視野障害，コントラスト視力の低下，複視，弱視，視力喪失などが認められる．ステロイドでは白内障や緑内障，眼球照射では白内障を生じる．造血幹細胞移植後の GVHD では結膜乾燥，結膜炎をきたす．眼科医に相談するほか，視機能障害が強い場合は支援教育を検討する．

g. 腎尿細管障害

- シスプラチンは累積投与量 300 mg/m^2 以上で腎機能障害を生じる．造血幹細胞移植例でのカルシニューリン阻害薬の使用や，血栓性微小血管障害（thrombotic microangiopathy：TMA）の既往も，腎機能低下の原因になる．イホスファミドは累積投与量 30 g/m^2 以上，特に 45 g/m^2 以上で尿細管障害をきたす．腎性尿糖，アシドーシス，低リン血症を示す Fanconi 症候群では，尿路結石，くる病，成長障害を生じる．腹部への放射線治療では，放射線性腎障害に注意する．

h. 認知機能障害・高次脳機能障害

- 脳腫瘍の患児や，頭蓋照射を受けた例では，処理速度低下や，ワーキングメモリー低下などの認知機能障害や，神経疲労，健忘，遂行機能障害などの高次脳機能障害をきたす．小脳無言症を認めた髄芽腫では，認知機能低下，情動障害，失調を呈しやすい．髄注や大量メソトレキセート療法でも白質脳症や認知機能低下が認められる．

- 小児がん治療に関連する認知機能障害は，治療終了時には明らかでなくても，その後の成長発達期の能力獲得が緩徐になり，時間経過で周囲との差がみえてくる．認知機能障害は境界域で

表2 フォローアップレベル

レベル	分類	対象	評価内容
1	一般的健康管理群	・外科治療のみ（頭頸部，胸腹部，四肢）	・一般診療
2	経過観察群	・低リスク化学療法 （CPM≤5 g/m² かつ DOX≤250 mg/m² かつ CDDP≤300 mg/m² かつ IFO≤45 g/m² かつ Dex使用歴なし）	・一般診療
3	標準的フォローアップ群	・高リスク化学療法（レベル2以外） ・大量化学療法/自家造血幹細胞移植（放射線治療なし） ・20 Gy未満の全脳放射線治療 ・全脳以外の放射線治療	・一般診療 ・合併症の専門検査
4	強化フォローアップ群	・20 Gy以上の全脳放射線治療 ・同種造血幹細胞移植 ・再発治療 ・遺伝性腫瘍症候群 ・脳腫瘍 ・大量化学療法/自家造血幹細胞移植（放射線治療あり）	・一般診療 ・合併症の専門検査 ・w/wo専門診療
5a	要介入群 （重篤な病態・全身的問題）	・臓器機能障害による社会参加不能患者 ・臓器機能障害による要生活制限者 ・晩期合併症症状あり ・要晩期合併症治療	・一般診療 ・合併症の専門検査 ・専門診療
5b	要介入群 （疾患特異的問題）	・臓器特異的な外科治療後のフォローが必要な患者（人工関節・義眼等）	・専門診療科

CPM：シクロホスファミド，DOX：ドキソルビシン，CDDP：シスプラチン，IFO：イホスファミド，Dex：デキサメタゾン，w/wo：あり/なし
(JPLSG長期フォローアップ委員会長期フォローアップガイドライン作成ワーキンググループ（編）：小児がん治療後の長期フォローアップガイドライン．医薬ジャーナル社，2013：15-16より改変)

あることが多く，多動ではないために問題が認識されにくい．適宜神経心理評価を行い，教育支援，心理社会支援，就労支援，サポートグループなどにより，二次障害を生じないよう配慮する．

i. 二次がん

● 放射線治療や化学療法は二次がんのリスクになる．*p53*や*RB*遺伝子変異などの遺伝的素因をもつ例も注意を要する．頭部照射後には良性脳腫瘍である髄膜腫が，照射後20年では約5％，30年では約10％に発生する．高悪性度の二次性脳腫瘍は照射後数年以内の発生が多い．胸部照射後には乳がんや甲状腺がんを生じる．エトポシドによる二次性白血病は治療後2～3年，シクロホスファミドの二次性白血病は5～10年で生じる．日光曝露や放射線治療後の皮膚がんや，大腸がん，口腔GVHDが関与する口腔がんや舌がんにも注意する．自治体のがん検診は積極的に受けさせる．

> **Essence**
>
> 日本小児がん研究グループ（Japan Children's Cancer Group：JCCG）長期フォローアップ委員会による5段階の長期フォローアップレベル（FUレベル）（表2）[3]は，フォローアップの簡便な指標になる．詳細はJCCGや海外の長期フォローアップガイドラインを参照されたい．国ごとに異なる長期フォローアップガイドラインを標準化するための国際ハーモナイゼーション会議も行われ，いくつかの項目では推奨ガイドラインが作成されている．

2. 一般外来での対処

- 治療後の外来は，ほとんどの場合は一般の小児科診療と変わらない．上気道炎，中耳炎，喘息のような common disease や，予防接種を含む普段の健康管理は，地域医療機関で行われることが望ましい．しかしながらデバイスのトラブル，臓器予備能の低下，腫瘍の再発，二次がんは念頭に置く必要がある．
- 喘息がなかった患者で，喘息のような呼吸困難や喘鳴が認められた場合，胸部 X 線で縦隔腫瘍による気道圧迫や，心不全による喘鳴を鑑別する．喘息と勘違いしてステロイドを使用すると，急激な腫瘍崩壊を生じる可能性がある．また縦隔腫瘍がある場合，鎮静は気道圧迫を助長するため危険である．
- 腹部手術後や放射線治療後の患児が腹痛・嘔吐を訴える場合，癒着性イレウスの可能性を考慮する．判断に迷う場合は対応可能な医療機関に紹介する．
- 水頭症でシャントを挿入している患者では，頭痛，嘔吐，傾眠などのシャント閉塞症状に注意する．またシャント挿入部の発赤腫脹や発熱，頭痛にも注意を要す．判断に迷う場合は脳神経外科や対応可能な医療機関を紹介する．
- 副腎皮質機能低下症で補充療法を行っている患者では，ストレス時の追加補充も重要である．発熱や大きな外傷，高度の身体疲労を伴う場合には追加補充を行う．低血糖，低血圧，傾眠など，副腎不全を疑う症状で迷うようであれば，補充するほうがよい．また，対応可能な医療機関に早めに紹介する．
- 白金製剤使用後，造血幹細胞移植後，免疫抑制薬投与中，腎摘後などの患者では腎機能障害をきたしやすい．腎機能低下がある患者では，普段は問題がなくても，脱水，造影剤，アミノグリコシド系抗菌薬や抗ウイルス薬，抗真菌薬などの腎障害性薬剤の使用で，極端に腎機能が低下することがある．
- 同種造血幹細胞移植後の患者では，移植後 2 年程度は日焼けを回避する．紫外線の強い季節には帽子をかぶり，日焼け止めクリームの使用や長袖着用をすすめる．また熱中症にも注意する．
- 急に視力低下が進んだ場合，網膜炎，視神経炎，視神経の圧迫・浸潤，緑内障，白内障などの可能性を考えて，眼科医に相談する．
- 骨粗鬆症や骨壊死リスクがある場合が多いので，外傷性骨折や圧迫骨折，すべり症，大腿骨頭壊死などに注意し，疑われる場合は整形外科に相談する．
- 腫瘍再発による症状は，しばしば急速に進行する．判断を迷う場合は，とにかく対応可能な医療機関に相談する．

3. トランジション

- 治療後のフォローアップでは，小児医療から成人医療への移行も重要な課題である．

Memo 6

治療の最中には問題になるが，治療後しばらくすると問題にならなくなることは晩期合併症とはいわない．骨髄抑制（白血球減少，貧血，血小板減少），悪心・嘔吐，粘膜障害（口内炎・下痢）などは治療中の一過性の合併症であり，晩期合併症には含めない．

- 小児がん晩期合併症は臓器特異性ではなく複合的であり，特定の診療分野の移行ではない．成人時に必ずしも治療介入を要する合併症を生じていないために，フォローが途切れがちになることに注意する（→ Memo 6 参照）．
- 成人医療側からは，疾患や治療内容の把握不足，患者本人の主体性の低さ，小児医療への依存度の高さが指摘されている．小児医療から成人医療への移行に際しては，患者自身の病歴の把握と，医療の責任分担力を備え，自己健康管理能力を向上させることが必要である．
- 専門医，地域医療，成人医療同士の地道で継続的な情報交換，必要時に相談できるバックアップ体制の構築も重要である．社会支援が必要な例は，早めの手帳取得や関係機関との相談を行う．

こんなときは専門医へ

- 治療後の予防接種再開のタイミングや，どの予防接種から行っていくかは，主治医・専門医と相談する．
- 強い，あるいは遷延する頭痛・腹痛，四肢・関節痛，呼吸苦，血尿・蛋白尿，尿糖，高血圧など，それまでなかった症状がでてきた場合は，専門医と相談する．
- 身長・体重が成長曲線からずれてきた場合や，極端な体重増減がある場合も専門医と相談する．
- 思春期発来異常，性腺機能，妊孕性に関する問題などは，専門医と相談する．

患者・保護者への説明のポイント

- 治療終了後は，免疫低下，易疲労，筋力低下，食事摂取，学校復帰，心理的問題など回復に一定時間が必要な問題も多いので，あせらずゆっくりすすめればよいことを伝える．
- てんかん，副腎皮質機能低下症，糖尿病など，日々の服薬や状態変化の可能性がある合併症の場合は，学校や親しい友人といつ何をどのように助けて欲しいかを予め話し合い，サポート体制をつくっておくようすすめる．
- 治療終了後は，日々の健康管理の積み重ねが重要で，地域医療と専門医療の連携のもと将来の自己健康管理につなげていくことを伝える．
- 進行性の症状，複数の症状があるときは，定期受診の時期ではなくても医療機関を受診するようすすめる．

文献

1) 日本造血細胞移植学会ガイドライン委員会（編）：4 予防接種　第 2 版．造血細胞移植ガイドライン第 1 巻．医薬ジャーナル社，2014：162-224．
2) 東英一：造血細胞移植後の免疫再構築と予防接種．日造血細胞移植会誌 2016；5：138-147．
3) JPLSG 長期フォローアップ委員会長期フォローアップガイドライン作成ワーキンググループ（編）：小児がん治療後の長期フォローアップガイドライン．医薬ジャーナル社，2013．
4) Children's Oncology Group：Long-term follow-up guidelines for survivors of childhood, adolescent, and young adult cancers, Version 4.0. http://www.survivorshipguidelines.org（閲覧：2017 年 8 月 4 日）．
5) 日本小児内分泌学会 CCS 委員会．小児がん経験者（CCS）のための医師向けフォローアップガイド（ver1.2）2016. http://jspe.umin.jp/medical/gui.html（閲覧：2017 年 8 月 4 日）．

（清谷　知賀子）

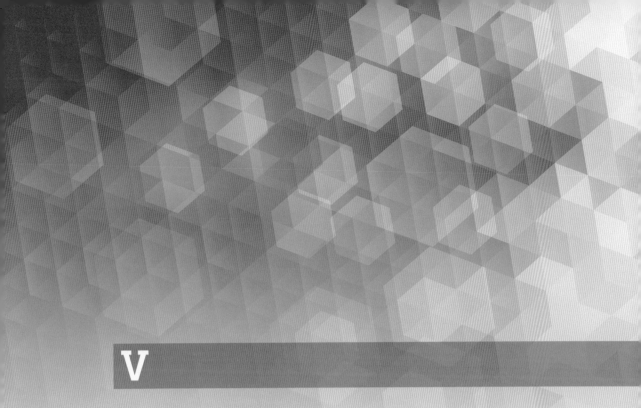

V

役立つ知識

1 血算の見方

To Do

→ 血算の異常をみたら，手技による血液凝固や溶血がないか？ を，まずは疑う．
→ 小児の基準範囲は年齢によって異なるので，おおまかな変化は覚えておくとよい．
→ 急性の造血障害では最初に血小板または好中球が減ることを知っておく．
→ 高度の貧血（Hb＜7.0 g/dL）があり，網赤血球数が著減（＜20,000/μL）または著増（＞200,000/μL）している場合は専門医に直ちに紹介する．
→ 白血球数が＜1,000/μLまたは好中球数が＜500/μLの場合は専門医に直ちに紹介する．発熱を伴っていれば緊急搬送する．
→ 血小板数が＜20,000/μLであり，止血困難なら直ちに搬送する．発熱や汎血球減少症，多臓器疾患があればさらに危険である．

Not To Do

✗ 血算なんて簡単だと侮らない．
✗ 小球性貧血（MCV＜80 fL）をみたときに，血清鉄が低値であるだけで鉄剤を使うのは御法度．血清フェリチンを追加検査する．
✗ 血小板減少，白血球正常，貧血なしの場合，免疫性血小板減少症（ITP）と短絡的に考えない．目視血液像（好中球，芽球），網赤血球数，LDH，尿酸を追加検査する．
✗ 血小板減少症患者には非ステロイド性抗炎症薬は安易に使わないように指導しておく．出血を助長する可能性がある．

はじめに

● 血算なんて簡単だから，今さら教えてもらわなくてもよいと思っている方へ，それは本当だろうか？
● 血算は容易に検査依頼できるために，毎日のようにみているからこそ，なかなかに奥が深い．本項では血算をみるコツについてまとめる．
● 短時間で効率よく，安価に，しかも低侵襲で正しく診断することが，診療現場には求められる．安価な血算から必要十分な情報をいかに引き出すか，に医療者としての真価が問われる．

1．血算を解釈するための基本

● 血算の異常をみたら検査結果が正しいかを疑う．採血に手間取る，検体の攪拌不十分，検体の

表1　血算をみるコツ

①血算の変化：以前との比較
②血算に加えて：病歴，身体所見，ほかの検査所見と比較
③赤血球，白血球，血小板：どれが最も異常？
④Hb減少：MCVと網赤血球数に注目して鑑別
⑤白血球数増加または減少：分画のどれが異常？

表2　血球異常の代表的な鑑別診断

血球異常		鑑別疾患
産生減少	骨髄占拠	白血病
	幹細胞減少	再生不良性貧血，抗腫瘍薬，放射線
	材料減少	鉄欠乏性貧血，悪性貧血
破壊増加	赤血球	溶血性貧血
	好中球	自己免疫性好中球減少症
	血小板	免疫性血小板減少症（ITP）

不適切な保管などによる血液凝固や溶血がしばしばみられる．

- 異常値と判定するための基準範囲は本項の表1，Ⅱ-1「白血球数・分画に異常がある」の表1，本項の5.「血小板の異常をどうみるか」を参照（なお，正常範囲という言葉は，死語！）．
- Hb，白血球数，血小板数の増減はないか？ どれが最も異常か？ どれか1つか，2つか，または3つか？ さらに，以前の結果があれば変化をみる．血算に加えて，病歴，身体所見，ほかの検査所見と比較して総合的に判定する（表2）．
- 異常値をみたときには，産生の低下か，破壊の亢進かを念頭に置いて鑑別することをすすめる（表3）．産生が低下した際には血球の寿命を知っていると，病態把握を誤らない（→Memo 1参照）．

2．赤血球の異常をどうみるか

1）血算で赤血球異常をみるコツ

①Hb：貧血．②白血球数・血小板数：減少ならば要注意．③網赤血球数：つくっているか？ ④MCV：赤血球の大きさ．⑤塗抹標本：破砕赤血球，球状赤血球，涙滴赤血球．⑥血清鉄，血清フェリチン：鉄の欠乏？ 利用障害？ 過剰？ ⑦クレアチニン：腎機能．⑧LDH，ビリルビン：溶血．

- 網赤血球数は赤血球数に対する％，または‰で表記されることが多い．血液1μLあたりの絶対数で判断することをすすめる．
- 網赤血球数の基準範囲（表3参照）：生後1日：0.4〜6.0％，小児・成人：0.5〜1.5％，絶対値25,000〜75,000/μL，>100,000/μLは増加と判断する．
- MCVによる鑑別：小球性<80 fL，正球性80〜100 fL，大球性>100 fL．
- 貧血の鑑別診断はⅡ-3「貧血の鑑別をしたい」を参照．

2）追加検査

- 網赤血球数，塗抹標本：貧血があるときは必須．
- 血清鉄，血清フェリチン：鉄欠乏性貧血の鑑別に必須．

> **Memo 1　血球の寿命**
>
> ①赤血球：120日．②リンパ球：数日〜数か月〜数年．③血小板：10日．④好中球：数時間〜1日（血中），数日（組織）．
>
> 血球が産生されなくなると，最初に好中球が減って，次に血小板が減少する．ただし，好中球が減ってもリンパ球はすぐには減らないので，白血球が減少するには時間がかかる．そのため，最初に血小板が減少したときには白血球と赤血球が正常ということがしばしば起こる．

表3 ヘモグロビン（Hb）と平均赤血球容積（MCV）の基準範囲

年齢（月齢）	Hb（g/dL）	MCV（fL）
＜1か月	15.0〜24.0	99〜115
1〜23か月	10.5〜14.0	72〜88
2〜9歳	11.5〜14.5	76〜90
10〜17歳 男	12.5〜16.1	78〜95
10〜17歳 女	12.0〜15.0	78〜95

（貧血の定義はⅡ-3-1「貧血とは？」を，白血球についてはⅡ-1「白血球数・分画に異常がある」の表1を参照）

- クレアチニン，LDH，総ビリルビン，直接ビリルビン．
- 便潜血，検尿：出血の有無．
- Menzer指標：MCV/赤血球数（×10^6）＜13であれば，著しい小球性でありサラセミアを疑う．例）MCV62fL，赤血球数600万/μLでは，MCV＝62/600万×10^6＝10.3である．
- ハプトグロビン，Coombs試験：溶血を疑うとき．
- 葉酸，ビタミンB_{12}：MCV＞110 fLの大球性貧血のとき．

3）赤血球増加症の鑑別

①真性：白血球数・血小板数増加，脾腫．
②二次性：エリスロポエチン増加，低酸素．
③相対的：脱水症，喫煙，飲酒．

- （絶対的）赤血球増加症は，循環赤血球量が実際に増加しているものをいう．真性と二次性に大別される．相対的赤血球増加症とは循環血漿量が低下し，単位容積あたりの赤血球量が増加しているものをいう．
- 白血球数と血小板数の増加や脾腫があれば真性を疑う．
- 二次性はエリスロポエチン産生が増加する病態であり，低酸素をきたすような先天性心疾患が代表的である．

> **Essence**
> Hbで判定して貧血があれば，MCVと網赤血球で原因の見当をつける．鉄欠乏性貧血は，血清フェリチン低値（≦12 ng/mL）で確定診断する．血清鉄が低値であるだけで鉄剤は使わない．鉄剤の効果が薄く，MCVが極端に小さいときはサラセミアを疑う．高度の貧血があっても，心不全などの重篤な合併症がなければ，緊急輸血はしなくてもよい．

3．白血球の異常をどうみるか

1）血算で白血球異常をみるコツ（→Memo 2参照）

①白血球数．②白血球分画：好中球，好酸球，リンパ球．③塗抹標本：異型リンパ球，芽球．④LDH，尿酸：細胞が壊れているか？　⑤クレアチニン：腎機能．

- 白血球や好中球の異常についてはⅡ-1「白血球数・分画に異常がある」を参照．白血球数の基準範囲はⅡ-1の表1を参照．
- 白血球や好中球の異常値をみたら，Hb，網赤血球数，血小板数の異常がないか必ずみる．

- 好酸球増加症をみたら，アトピー性皮膚炎や食物アレルギー，薬物アレルギー（生薬，漢方薬を含む）などのアレルギー性疾患，寄生虫感染症，アレルギー性気管支肺アスペルギルス症などの真菌感染症，好酸球性肉芽腫性血管炎などを鑑別する．
- リンパ球減少症の原因として，最も多いのはウイルス感染症であるが，そのほかに原発性免疫不全症候群，栄養失調，ステロイド治療中などを鑑別する．感染症の合併に注意する．

2) 追加検査
- 白血球分画，塗抹標本：芽球，異型リンパ球．
- 網赤血球数：赤血球造血．
- クレアチニン，LDH，ビリルビン，尿酸．
- 検尿：潜血，蛋白，白血球，沈渣．

> **Essence**
> 白血球数が異常値を示すときは血液像もみよう．必ず形態を目でみること．さらに，赤血球や血小板数の異常も見落とさないこと．

4. 血小板の異常をどうみるか

1) 血算で血小板減少をみるコツ

①血小板数減少＋出血傾向なし：「偽」の血小板減少疑い．②血小板数減少＋白血球数/Hb 正常：免疫性血小板減少症（immune-mediated thrombocytopenia：ITP）疑い．③血小板数減少＋FDP*（D-ダイマー）増加：DIC 疑い．

＊FDP：フィブリン/フィブリノゲン分解産物．線溶の指標．

DIC：播種性血管内凝固（disseminated intravascular coagulation）．血液凝固が，全身の血管内で無秩序に起こる．

- 血小板数の基準範囲：新生児 84,000 〜 478,000/μL，小児・成人 150,000 〜 400,000/μL．血小板数＞50,000/μL：あまり心配しなくてよい，＜20,000/μL：要注意．
- 血小板減少症の鑑別診断は，Ⅱ-5「出血症状を鑑別したい」およびⅣ-4「免疫性血小板減少症」を参照．
- 血小板数の減少をみたら，まずは出血症状があるかを確認する（→ Memo 3 参照）．次に，Hb，網赤血球数，白血球数や好中球数に異常がないかを必ずみる．
- 血小板減少症があっても，本当に減っているか？ 「偽」ではないのか？ と疑ってみる．出血症状が全くない場合には，採血途中での自然凝固や攪拌不足による試験管内凝固，EDTA 依存

> **Memo 2**
> 重症細菌感染症やウイルス性嘔吐下痢症では，しばしば好中球が相対的に増加し，リンパ球と好酸球が減少する．その理由は，
> ①G-CSF＊：好中球産生増加．②アドレナリン：血管壁から好中球動員（30 分），好中球数増加．③コルチゾール：骨髄から好中球動員（6 時間），好中球数増加．④コルチゾール：リンパ球，好酸球のアポトーシス正常または減少．
> ＊G-CSF：顆粒球コロニー刺激因子，好中球産生を刺激するホルモン．

性偽性血小板減少症の可能性を考える．まずは，血液像で血小板凝集塊の有無を確認する．
- 多臓器疾患に合併した血小板減少症は重篤かつ緊急度が高いので，集中治療可能な施設に緊急搬送する．DIC を伴う敗血症，多臓器不全症候群，溶血性尿毒症症候群などの血栓性微小血管障害を鑑別する．
- 血小板減少症の基礎に慢性肝疾患が見逃されていることがある．常用薬の有無も確認する．

2) 追加検査
前頁 3-2)「白血球」の項の追加検査に下記を加える．
- PT，APTT，フィブリノゲン：凝固因子の欠乏．
- FDP（または D-ダイマー）：線溶亢進，血栓症．

3) 血小板増加症の鑑別
- 破壊低下　摘脾後．
- 産生亢進　反応性．最も多い．鉄欠乏性，急性・慢性炎症性疾患，外傷・手術後など．
- 産生亢進　クローン性増殖．本態性血小板血症，慢性骨髄性白血病．

> **Essence**
> 急性の造血障害では最初に血小板が減ることを知っておく．血小板減少，白血球正常，貧血なしの場合，ITP と短絡的に考えない．

5. 汎血球減少症をどうみるか

- 汎血球減少症とは，赤血球，白血球，血小板のすべてが減少した状態である．
- 急性発症した汎血球減少症には緊急に対応する．発熱を伴うときはさらに危険である．
- まず，より多い血液疾患以外を鑑別する（肝硬変や門脈圧亢進症に伴う脾機能亢進症，敗血症，ウイルス感染症，全身性エリテマトーデス）．
- 次いで，急性白血病，重症再生不良性貧血，血球貪食性リンパ組織球症を鑑別する．鑑別には骨髄検査が必須である．

✉ こんなときは専門医へ

- パニック値を示した患者は紹介するのが望ましい．パニック値は施設ごとに異なるが，表4 に参考値を掲げる．
- 高度の貧血（Hb<7.0 g/dL）があり，網赤血球数が著減（<20,000/μL）または著増（>200,000/μL）している場合は直ちに紹介する．
- 鉄欠乏性貧血と感染性・二次性貧血以外で，対応が難しいと感じたら紹介するのが望ましい．
- 白血球数・好中球数の減少症では感染症の危険が増す．白血球数が<1,500/μL または好中球

> **Memo 3**
> 出血傾向は血小板数に比例するが，血小板寿命によっても変化する．すなわち，若い血小板が多数なら出血しにくく，少数なら出血しやすい．ITP のように重症血小板減少症で破壊亢進が原因のときは，血小板数が 10,000/μL 以下になるまで重篤な出血が起こりにくい．一方，再生不良性貧血や白血病のように産生低下が原因のときは血小板数が 20,000/μL 以下になると重篤な出血が起こりやすくなる．

表4 専門医への紹介をすすめるパニック値

項目	低値例	高値例	単位	注意
Hb	<6.0	>22	g/dL	検体凝固,採血時の溶血,破砕赤血球
白血球数	<1,000	>50,000	/μL	
血小板数	<30,000	>800,000	/μL	偽性血小板減少,破砕赤血球
MCV	<60	>140	fL	

数が＜1,000/μLのときは紹介する．白血球数が＜1,000/μLまたは好中球数が＜500/μLでは直ちに紹介する．発熱を伴う好中球減少症は緊急搬送する．
- 白血球数が＞50,000/μLと著しく増加しているときは紹介する．
- 血小板数が＜50,000/μLのときは紹介する．血小板数が＜20,000/μLであり，粘膜出血があれば直ちに紹介する．血小板数が＜10,000/μLであり，止血困難なら緊急搬送する．
- 血小板数が＜100,000/μLであり，溶血性貧血，血尿（尿潜血陽性），浮腫，血便があれば，溶血性尿毒症症候群などの血栓性微小血管障害を疑って，集中治療可能な施設に緊急搬送する．
- 発熱患者に出血症状や血小板減少が合併したときは直ちに紹介する．止血困難なら緊急搬送する．
- 血小板数が＞100万/μLと著しく増加しているときは紹介する．
- 急性発症した汎血球減少があれば直ちに紹介する．発熱を伴うときは緊急搬送する．

患児・保護者への説明のポイント

- 鉄欠乏性貧血と考えて鉄剤を内服しても，貧血が改善しないときは別の原因があるので精査する．鉄欠乏性貧血以外の貧血には，鉄の多い食品や鉄剤を摂取してもよくならないことを理解してもらう．
- 急に進行する白血球数・好中球数の減少症では感染症の危険が高いので，直ちに原因を調べ，治療することが必要である．
- 血小板減少症患者においては，血小板機能を抑制する薬は出血を助長する可能性があるため，消炎鎮痛薬，解熱薬，頭痛薬，総合感冒薬を安易には使用しないように説明しておく．また，抜糸や外科手術を受ける際には事前に相談するように指導しておく．
- 汎血球減少症では，「骨髄（血をつくっている工場）が傷んでいることが予想される．放置すると，貧血や出血，発熱が悪化するかもしれないので，専門施設で検査や治療が必要である」ことを説明する．

（石黒　精）

2 主な抗腫瘍薬

To Do

- 抗腫瘍薬は血中濃度の作用域と毒性域が強く，かつ重篤な有害事象は生命にかかわることもある．抗腫瘍薬の処方の際には，専門医の指導のもとに行うだけでなく，ダブルチェックを行うなどの安全面での体制整備が必要である．
- 治療効果を最大限に活かすために，有害事象を予防もしくは抑制する支持療法を併用する．制吐薬などの使用により，十分な強度の治療が可能となり，結果的に予後の改善につながる．
- 抗腫瘍薬の用法・用量は疾患や全体の治療計画によって異なるため，治療に習熟した専門医のもとで治療されるべきである．
- 同じ用量でも，治療効果や毒性の程度は個人によって異なる．イリノテカンやメルカプトプリンの投与の際には，一塩基多型により有害事象の発症率が異なることが知られている（→Memo 1 参照）．

Not To Do

- 抗腫瘍薬の投与は程度に差はあれ有害事象を必ず伴うため，正確な診断がなされる前に抗腫瘍薬を投与してはならない．

主な抗腫瘍薬を表1に示した．

Memo 1

　一塩基多型（single nucleotide polymorphism：SNP）は1,000塩基に1塩基ほどの割合で存在するDNA配列の違いである．抗腫瘍薬によっては一塩基多型と代謝能が強く関連し，多型によっては有害事象が強くみられやすくなることがある．イリノテカンと*UGT1A1*遺伝子，メルカプトプリンと*NUDT15*遺伝子などの関連がよく知られている．

表1 主な抗腫瘍薬一覧

薬品名	種類	代表的な商品名	注意点や主な有害事象など
アクチノマイシンD	ポリペプチド系抗菌薬	コスメゲン	・漏出による組織傷害性が強い.
イダルビシン	アントラサイクリン系抗菌薬	イダマイシン	・溶液は黄赤色である. ・蓄積により心毒性を生じる（ドキソルビシン換算で5）. ・漏出による組織障害性が強い.
イホスファミド	アルキル化薬	イホマイド	・腎毒性（特に尿細管障害）が強い. ・出血性膀胱炎をきたすため，使用時には大量輸液と，場合によりメスナを併用する. ・まれに神経症状（多くは一過性）をきたす.
イマチニブ	分子標的治療薬	グリベック	・BCR-ABL1，ABL1，PDGFRB，KITなどを阻害する. ・悪心，下痢，腹痛や，筋けいれん（こむら返り）を起こすことがある.
イリノテカン	植物アルカロイド（トポイソメラーゼ阻害薬）	カンプトトテシン	・下痢や腹痛を生じやすい. ・UGT1A1の多型が下痢の重篤度と関連する. ・セフェム系抗菌薬により腹部症状が軽減される.
エトポシド	植物アルカロイド（トポイソメラーゼ阻害薬）	ベプシド ラステット	・肝障害を起こしやすい. ・二次がん発症のリスクとなりうる.
L-アスパラギナーゼ	代謝拮抗薬	ロイナーゼ	・膵炎をきたしうる. ・アレルギーを起こしやすい. ・蛋白の生合成を抑制するために，凝固障害をきたし，塞栓症の原因となる.
カルボプラチン	白金製剤	パラプラチン	・腎毒性が強いが，シスプラチンよりは弱い. ・シスプラチンより骨髄抑制が強い. ・聴力障害の原因となる.
ゲムツズマブオゾガマイシン	分子標的治療薬	マイロターグ	・CD33陽性細胞を標的とする. ・骨髄抑制が強い. ・肝中心静脈閉塞症に注意する.
三酸化ヒ素	その他	トリセノックス	・急性前骨髄球性白血病に用いられる. ・不整脈（QT延長症候群）を起こしうる.
シクロホスファミド	アルキル化薬	エンドキサン	・出血性膀胱炎をきたすため，使用時には大量輸液と，場合によりメスナを併用する. ・免疫抑制作用も強いため，自己免疫疾患や腎疾患，造血幹細胞の移植前処置にも用いられる. ・性腺毒性を生じうる.
シスプラチン	白金製剤	ブリプラチン ランダ	・腎毒性が強い. ・聴力障害の原因となる.
シタラビン	代謝拮抗薬	キロサイド	・骨髄抑制が強い. ・大量投与，少量連日投与，少量連続投与，など投与法により用量が大きく異なる. ・シタラビン大量療法後は，連鎖球菌による敗血症のリスクとなる. ・髄腔内投与（髄注）も行われる.
ダウノルビシン	アントラサイクリン系抗菌薬	ダウノマイシン	・溶液は赤色. ・蓄積により心毒性を生じる（ドキソルビシン換算で0.83）. ・漏出による組織傷害性が強い.
ダサチニブ	分子標的治療薬	スプリセル	・BCR-ABL1，SRC，KIT，PDGFRBなどを阻害する. ・体液貯留（胸水，腹水）をきたすことがある.
デキサメタゾン	ステロイド	デカドロン	・リンパ系腫瘍に有効である. ・精神症状や糖尿病，高血圧，骨壊死などを起こすことがある（プレドニゾロンよりも強い）.
テモゾロミド	アルキル化薬	テモダール	・高用量，長期投与で骨髄抑制が起こりうる.
ドキソルビシン	アントラサイクリン系抗菌薬	アドリアシン	・溶液はだいだい赤色. ・蓄積により心毒性を生じる. ・漏出による組織傷害性が強い.
トレチノイン	分子標的治療薬	ベサノイド	・PML-RARAを標的とする. ・脳圧亢進により頭痛を起こすことがある.

表1 つづき

薬品名	種類	代表的な商品名	注意点や主な有害事象など
ニロチニブ	分子標的治療薬	タシグナ	・BCR-ABL1, KIT, PDGFR を標的とする.
ネララビン	代謝拮抗薬	アラノンジー	・T細胞リンパ系腫瘍に用いられる. ・神経障害をきたしうる.
ノギテカン(トポテカン)	植物アルカロイド（トポイソメラーゼ阻害薬）	ハイカムチン	・下痢や腹痛を生じやすいが, イリノテカンよりは軽度である.
パゾパニブ	分子標的治療薬	ヴォトリエント	・KIT などのマルチキナーゼ阻害薬である. ・下痢, 嘔吐, 髪の毛の変色などがみられることがある.
ピラルビシン	アントラサイクリン系抗菌薬	ピノルビン テラルビシン	・溶液は赤だいだい色. ・蓄積により心毒性を生じる（ドキソルビシン換算で 0.6）. ・漏出による組織傷害性が強い.
ビンクリスチン	植物アルカロイド（微小管阻害薬）	オンコビン	・神経障害（しびれや疼痛, 便秘など）を起こしやすい. ・漏出による組織傷害性が強い. ・黄疸により有害事象が増強する.
ビンブラスチン	植物アルカロイド（微小管阻害薬）	エクザール	・神経障害（しびれや疼痛, 便秘など）を起こしやすい. ・漏出による組織傷害性が強い.
ビンデシン	植物アルカロイド（微小管阻害薬）	フィルデシン	・神経障害（しびれや疼痛, 便秘など）を起こしやすい. ・漏出による組織傷害性が強い.
ブスルファン	アルキル化薬	マブリン（経口） ブスルフェクス（点滴）	・骨髄抑制が強いため, 原則として造血幹細胞救済が必要である. ・血液脳関門を完全に通過し, けいれんを誘発するため, 使用時には抗けいれん薬を併用する. ・個人による代謝能の差があるため, 用量の個別化が望ましい（特に経口製剤の場合）.
フルダラビン	代謝拮抗薬	フルダラ	・造血幹細胞移植の前処置として使われる.
ブレオマイシン	グリコペプチド系抗菌薬	ブレオ	・肺障害をきたしうる.
プレドニゾロン	ステロイド	プレドニン	・リンパ系腫瘍に有効である. ・精神症状や糖尿病, 高血圧, 骨壊死などを起こすことがある.
プロカルバジン	アルキル化薬	プロカルバジン	・（特に男児では）性腺障害が強く起こりうる.
ミトキサントロン	アントラサイクリン系抗菌薬	ノバントロン	・溶液は暗青色. ・蓄積により心毒性を生じる（ドキソルビシン換算で 4）. ・漏出による組織傷害性が強い.
メトトレキサート	葉酸代謝拮抗薬	メソトレキセート	・肝障害をきたしやすい. ・大量投与することで, 白血病の中枢神経系再発率を下げる. その際には, ホリナートカルシウムが併用される. ・髄腔内投与（髄注）も行われる.
メルカプトプリン	葉酸代謝拮抗薬	ロイケリン	・内服のみ. 乳製品により吸収が著しく阻害される. ・個人の代謝能の違いが大きく, 骨髄抑制の程度に個人差が大きい. ・肝障害をきたしやすい.
メルファラン	アルキル化薬	アルケラン	・腎障害がある. ・粘膜障害を起こしやすい. ・骨髄抑制が強いため, 原則として造血幹細胞救済が必要である.
リツキシマブ	分子標的治療薬	リツキサン	・CD20 陽性細胞を標的とする. ・低ガンマグロブリン血症をきたす. ・輸注反応を生じることがある.

抗腫瘍薬（特に分子標的治療薬以外）は, 程度に差はあるもののほとんどの薬剤は骨髄抑制や脱毛をきたす.

（加藤　元博）

3 専門医への紹介の仕方と全国の専門施設

専門医への紹介先をどう選ぶか

- どういう小児血液・腫瘍性疾患を疑っているかを明らかにして，きちんとした専門の病院に送ることが大切である．
- きちんとした専門の病院を定義するのは，さまざまな選択基準があって，なかなか難しい．本項ではできる限り公的な基準に従って紹介する．
- 専門病院の一覧として，小児血液・がん専門医研修施設を表1に掲載した．指導医，専門医が基準を満たしていると学会が認定した病院である．
- 固形腫瘍では小児外科医による手術が必要であり，また，小児血液・腫瘍疾患の治療に必要な中心静脈路の確保に外科医が参画することも多い．そのため，日本小児外科学会認定施設について，表1に＊を付記した．
- 小児がん拠点病院は，小児がん診療の総合力を持っていると判断された病院であり，表1に＃を付記した．小児がん医療相談ホットラインについてはMemo 1に記載した．
- 小児がん以外の血液疾患についての相談先として，日本小児血液・がん学会の血小板委員会および止血・血栓委員会の委員が所属する施設名を表2に記載した．
- 赤血球疾患については日本小児血液・がん学会に担当疾患委員会が存在しない．とりわけ，溶血性貧血についてはグルコース-6-リン酸脱水素酵素（glucose-6-phosphate dehydrogenase：G6PD）およびピルビン酸キナーゼ（pyruvate kinase：PK）が保険収載されている現状にありながら，受託検査機関はない．東アジアにはG6PD異常が少ないとはいえ，世界に4億人以上存在している実情には合致していない．保険診療以外ではあるものの，検査が受託可能な機関をMemo 2に記載した．

（石黒　精）

国立成育医療研究センター　小児がん医療相談ホットライン
TEL：03-5494-8159（平日10：00～16：00）

表1 小児血液・がん専門医研修施設

地方	都道府県	研修施設		住所	電話番号
北海道	北海道	北海道大学病院　＊#	060-8648	札幌市北区北14条西5	011-716-1161
		札幌医科大学附属病院	060-8543	札幌市中央区南1条西16-291	011-611-2111
		北海道立子ども総合医療・療育センター　＊	006-0041	札幌市手稲区金山1条1-240-6	011-691-5696
		札幌北楡病院	003-0006	札幌市白石区東札幌6条6-5-1	011-865-0111
		旭川医科大学病院	078-8510	旭川市緑が丘東2条1-1-1	0166-65-2111
東北	青森	弘前大学医学部附属病院　＊	036-8563	弘前市本町53	0172-33-5111
	岩手	岩手医科大学附属病院　＊	020-8505	盛岡市内丸19-1	019-651-5111
	秋田	中通総合病院	010-8577	秋田市南通みその町3-15	018-833-1122
	宮城	東北大学病院　＊#	980-8574	仙台市青葉区星陵町1-1	022-717-7000
		宮城県立こども病院　＊	989-3126	仙台市青葉区落合4-3-17	022-391-5111
	山形	山形大学医学部附属病院	990-9585	山形市飯田西2-2-2	023-633-1122
	福島	福島県立医科大学附属病院	960-1295	福島市光が丘1	024-547-1111
関東	茨城	茨城県立こども病院　＊	311-4145	水戸市双葉台3-3-1	029-254-1151
		筑波大学附属病院　＊	305-8576	つくば市天久保2-1-1	029-853-3900
	栃木	獨協医科大学病院　＊	321-0293	下都賀郡壬生町大字北小林880	0282-86-1111
		自治医科大学とちぎ子ども医療センター　＊	329-0498	下野市薬師寺3311-1	0285-44-2111
	群馬	群馬県立小児医療センター　＊	377-8577	渋川市北橘町下箱田779	0279-52-3551
		群馬大学医学部附属病院	371-0034	前橋市昭和町3-39-15	027-220-7111
	埼玉	埼玉県立小児医療センター　＊#	330-8777	さいたま市中央区新都心1-2	048-601-2200
		埼玉医科大学国際医療センター	350-1298	日高市山根1397-1	042-984-4111
		防衛医科大学校病院	359-8513	所沢市並木3-2	04-2995-1211
	千葉	千葉大学医学部附属病院　＊	260-8677	千葉市中央区亥鼻1-8-1	043-222-7171
		成田赤十字病院	286-8523	成田市飯田町90-1	0476-22-2311
		日本医科大学千葉北総病院	270-1694	印西市鎌苅1715	0476-99-1111
		千葉県こども病院　＊	266-0007	千葉市緑区辺田町579-1	043-292-2111
	東京	国立成育医療研究センター　＊#	157-8535	世田谷区大蔵2-10-1	03-3416-0181
		東京都立小児総合医療センター　＊#	183-8561	府中市武蔵台2-8-29	042-300-5111
		杏林大学医学部付属病院　＊	181-8611	三鷹市新川6-20-2	0422-47-5511
		慶應義塾大学病院　＊	160-8582	新宿区信濃町35	03-3353-1211
		国立がん研究センター中央病院	104-0045	中央区築地5-1-1	03-3542-2511
		国立研究開発法人国立国際医療研究センター病院	162-8655	新宿区戸山1-21-1	03-3202-7181
		順天堂大学医学部附属順天堂医院　＊	113-8431	文京区本郷3-1-3	03-3813-3111
		聖路加国際病院	104-8560	中央区明石町9-1	03-3541-5151
		帝京大学医学部附属病院	173-8606	板橋区加賀2-11-1	03-3964-1211
		東京医科歯科大学医学部附属病院	113-8519	文京区湯島1-5-45	03-3813-6111
		東京慈恵会医科大学附属病院　＊	105-8471	港区西新橋3-19-18	03-3433-1111
		東京大学医学部附属病院　＊	113-8655	文京区本郷7-3-1	03-3815-5411
		東邦大学医療センター大森病院　＊	143-8541	大田区大森西6-11-1	03-3762-4151
		日本医科大学付属病院	113-8603	文京区千駄木1-1-5	03-3822-2131
		日本大学医学部附属板橋病院	173-8610	板橋区大谷口上町30-1	03-3972-8111
	神奈川	神奈川県立こども医療センター　＊#	232-8555	横浜市南区六ツ川2-138-4	045-711-2351
		横浜市立大学附属病院	236-0004	横浜市金沢区福浦3-9	045-787-2800
		東海大学医学部付属病院　＊	259-1193	伊勢原市下糟屋143	0463-93-1121
		昭和大学藤が丘病院	227-8501	横浜市青葉区藤が丘1-30	045-971-1151
		聖マリアンナ医科大学病院　＊	216-8511	川崎市宮前区菅生2-16-1	044-977-8111

表1 つづき

地方	都道府県	研修施設		住所	電話番号
甲信越	山梨	山梨大学医学部附属病院	409-3898	中央市下河東 1110	055-273-1111
	長野	信州大学医学部附属病院	390-8621	松本市旭 3-1-1	0263-35-4600
		長野県立こども病院　＊	399-8288	安曇野市豊科 3100	0263-73-6700
	新潟	新潟大学医歯学総合病院　＊	951-8520	新潟市中央区旭町通一番町 754	025-223-6161
		新潟県立がんセンター新潟病院	951-8566	新潟市中央区川岸町 2-15-3	025-266-5111
東海	静岡	浜松医科大学医学部附属病院	431-3192	浜松市東区半田山 1-20-1	053-435-2111
		静岡県立こども病院　＊	420-8660	静岡市葵区漆山 860	054-247-6251
	岐阜	岐阜市民病院	500-8513	岐阜市鹿島町 7-1	058-251-1101
	愛知	名古屋大学医学部附属病院　＊#	466-8560	名古屋市昭和区鶴舞町 65	052-741-2111
		愛知医科大学病院	480-1195	長久手市岩作雁又 1-1	0561-62-3311
		名古屋医療センター	460-0001	名古屋市中区三の丸 4-1-1	052-951-1111
		安城更生病院	446-8602	安城市安城町東広畔 28	0566-75-2111
		名古屋第一赤十字病院	453-8511	名古屋市中村区道下町 3-35	052-481-5111
		藤田保健衛生大学　＊	470-1192	豊明市沓掛町田楽ヶ窪 1-98	0562-93-2000
	三重	三重大学医学部附属病院　＊#	514-8507	津市江戸橋 2-174	059-232-1111
北陸	富山	富山大学附属病院	930-0194	富山市杉谷 2630	076-434-2281
	石川	金沢大学附属病院　＊	920-8641	金沢市宝町 13-1	076-265-2000
	福井	福井大学医学部附属病院	910-1193	吉田郡永平寺町松岡下合月 23-3	0776-61-3111
関西	滋賀	滋賀医科大学医学部附属病院	520-2192	大津市瀬田月輪町	077-548-2111
		大津赤十字病院	520-8511	大津市長等 1-1-35	077-522-4131
	京都	京都大学医学部附属病院　＊#	606-8507	京都市左京区聖護院川原町 54	075-751-3111
		京都府立医科大学附属病院　＊#	602-8566	京都市上京区河原町通広小路上ル梶井町 465	075-251-5111
	大阪	大阪母子医療センター　＊#	594-1101	和泉市室堂町 840	0725-56-1220
		大阪市立総合医療センター　＊#	534-0021	大阪市都島区都島本通 2-13-22	06-6929-1221
		近畿大学医学部附属病院　＊	589-8511	大阪狭山市大野東 377-2	072-366-0221
		大阪市立大学医学部附属病院	545-8586	大阪市阿倍野区旭町 1-5-7	06-6645-2121
		大阪大学医学部附属病院　＊	565-0871	吹田市山田丘 2-15	06-6879-5111
		大阪赤十字病院	543-8555	大阪市天王寺区筆ヶ崎町 5-30	06-6774-5111
		関西医科大学付属病院	573-1191	枚方市新町 2-3-1	072-804-0101
		北野病院	530-8480	大阪市北区扇町 2-4-20	06-6312-1221
	奈良	奈良県立医科大学附属病院	634-8522	橿原市四条町 840	0744-22-3051
	兵庫	兵庫県立こども病院　＊#	650-0047	神戸市中央区港島南町 1-6-7	078-945-7300
		兵庫県立尼崎総合医療センター	660-8550	尼崎市東難波町 2-17-77	06-6480-7000
		神戸大学医学部附属病院	650-0017	神戸市中央区楠町 7-5-2	078-382-5111
	和歌山	和歌山県立医科大学附属病院　＊	641-8509	和歌山市紀三井寺 811-1	073-447-2300
		日本赤十字社和歌山医療センター	640-8558	和歌山市小松原通 4-20	073-422-4171
中国	岡山	岡山大学病院　＊	700-8558	岡山市北区鹿田町 2-5-1	086-223-7151
	広島	広島大学病院　＊#	734-8551	広島市南区霞 1-2-3	082-257-5555
		広島赤十字・原爆病院	730-8619	広島市中区千田町 1-9-6	082-241-3111
	鳥取	鳥取大学医学部附属病院	683-8504	米子市西町 36-1	0859-33-1111
	島根	島根大学医学部附属病院	693-8501	出雲市塩冶町 89-1	0853-23-2111
	山口	山口大学医学部附属病院	755-8505	宇部市南小串 1-1-1	0836-22-2111
四国	徳島	徳島大学病院　＊	770-8503	徳島市蔵本町 2-50-1	088-631-3111
	香川	四国こどもとおとなの医療センター　＊	765-8507	善通寺市仙遊町 2-1-1	0877-62-1000
		香川大学医学部附属病院　＊	761-0793	木田郡三木町池戸 1750-1	087-898-5111
	愛媛	愛媛県立中央病院　＊	790-0024	松山市春日町 83	089-947-1111
		愛媛大学医学部附属病院	791-0295	東温市志津川	089-964-5111

V 役立つ知識

表1 つづき

地方	都道府県	研修施設		住所	電話番号
四国	高知	高知医療センター	781-8555	高知市池 2125-1	088-837-3000
		高知大学医学部附属病院	783-8505	南国市岡豊町小蓮 185-1	088-866-5811
九州	福岡	九州大学病院　＊#	812-8582	福岡市東区馬出 3-1-1	092-641-1151
		産業医科大学病院	807-8556	北九州市八幡西区医生ヶ丘 1-1	093-603-1611
		久留米大学病院　＊	830-0011	久留米市旭町 67	0942-35-3311
		福岡大学病院　＊	814-0180	福岡市城南区七隈 7-45-1	092-801-1011
	佐賀	佐賀県医療センター好生館　＊	840-8571	佐賀市嘉瀬町中原 400	0952-24-2171
	長崎	長崎大学病院	852-8501	長崎市坂本 1-7-1	095-819-7200
	熊本	なし			
	大分	大分大学医学部附属病院	879-5593	由布市挾間町医大ヶ丘 1-1	097-549-4411
	宮崎	宮崎大学医学部附属病院	889-1692	宮崎市清武町木原 5200	0985-85-1510
	鹿児島	鹿児島市立病院　＊	890-8760	鹿児島市上荒田町 37-1	099-230-7000
		鹿児島大学医学部・歯学部附属病院　＊	890-8520	鹿児島市桜ヶ丘 8-35-1	099-275-5111
沖縄	沖縄	琉球大学医学部附属病院	903-0215	中頭郡西原町字上原 207	098-895-3331
総数	105 か所				

＊：日本小児外科学会認定施設，＃：小児がん拠点病院

（2017 年 7 月 20 日現在）

表2 小児血液・がん学会　血小板委員会と止血・血栓委員会委員の所属施設

委員会	施設名
血小板委員会	奈良県赤十字血液センター 東北大学病院　§ 宮城県立こども病院　§ 国立成育医療研究センター　§ 汐見台病院 名古屋医療センター　§ 伊勢赤十字病院
止血血栓委員会	九州大学病院　§ 国立成育医療研究センター　§ 国立がん研究センター中央病院　§ 聖マリアンナ医科大学病院横浜市西部病院 藤田保健衛生大学　§ 関西医科大学付属病院　§ 兵庫県立こども病院　§ 琉球大学医学部附属病院　§

§：小児血液・がん専門医研修施設　　　（2017 年 7 月 20 日現在）
先天性血小板減少症の相談先は，Ⅱ-5「出血症状を鑑別したい」を参照．
奈良医科大学小児科は，出血性疾患についての有力な相談先である．
九州大学小児科は，先天性血栓傾向についての有力な相談先である．

Memo 2　先天性溶血性貧血の相談先・検査依頼先

◆赤血球酵素異常・赤血球膜異常

　東京都新宿区河田町 8-1　東京女子医科大学輸血・細胞プロセシング部特殊検査室　菅野　仁 教授
　E-mail：info@anemia-support.org

◆異常ヘモグロビン症（サラセミア）

　山口県下松市瑞穂町 2-23-10　福山臨床検査センター周南支所　TEL：0833-45-6611
　連携：山口県宇部市南小串 1-1-1　山口大学医学部保健学科　山城　安啓 教授

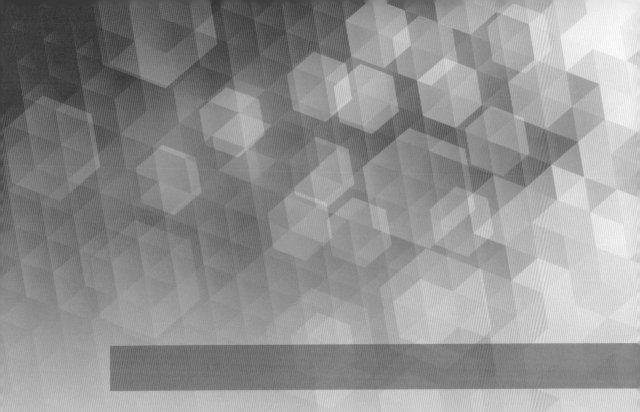

索引

索引

和文

あ
亜急性壊死性リンパ節炎　25
悪性胚細胞腫瘍　60
アロプリノール　110

い
易骨折性　93
一次血栓　44
遺伝性球状赤血球症　29
遺伝性骨髄不全症候群　29, 67
遺伝性溶血性貧血　29
インヒビター　136

え・お
壊疽性膿瘡　118
横紋筋肉腫　59

か
下肢麻痺　38, 41
活性化部分トロンボプラスチン時間　45
カテーテル関連血流感染症　119
化膿性リンパ節炎　24
可溶性インターロイキン2受容体　22
肝芽腫　59
関節内出血　132, 133
肝脾腫　38

き・く
奇形腫　58
急性リンパ性白血病　65
凝固機能検査　46
グラム陰性桿菌　120
グラム陽性球菌　120

グルコース-6-リン酸脱水素酵素異常症　30
クロスミキシング試験　51, 133

け
血液型検査　101
血液浄化　111
血液製剤の使用指針　98
結核性リンパ節炎　24
血球貪食性リンパ組織球症　39, 41, 68
血球の寿命　151
月経過多　49
血小板形態　125
血小板サイズ　125
血小板濃厚液製剤　104
血小板輸血　98
血栓性血小板減少性紫斑病　31
限局性リンパ節腫大　19
倦怠感　38

こ
抗MRSA薬　121
抗菌薬予防投与　123
交差適合試験　101
高次脳機能障害　144
好中球減少症　11
好中球減少性腸炎　118
好中球絶対数　117
高尿酸血症　107, 109
硬膜外腫瘍　88
硬膜内髄外腫瘍　88, 89
肛門周囲膿瘍　118
固形腫瘍　67

骨形成不全症　93
骨髄異形成症候群　29, 66
骨髄検査　62
骨髄生検　62, 64
骨髄穿刺　62, 63
骨髄不全症　15
ゴナドトロピン　142
コンパートメント症候群　130, 133

さ・し

再生不良性貧血　15, 28
サラセミア　30
歯牙形成不全　143
自己健康管理　147
自己免疫性溶血性貧血　30
思春期早発症　143
児童虐待　48
弱毒化生ワクチン　140
若年性骨髄単球性白血病　66
若年性特発性関節炎　40
出血傾向　38
腫瘍崩壊症候群　107
腫瘍マーカー　41, 60
上縦隔症候群　79
上大静脈症候群　79
小児がん拠点病院　159
小児血液・がん専門医研修施設　159
心筋障害　144
神経芽腫　59, 67
神経原性腫瘍　81
深在性真菌症　121
腎腫瘍　59
新鮮凍結血漿輸血　98
腎尿細管障害　144
深部リンパ節　18

す・せ・そ

髄内腫瘍　87, 89
性腺機能障害　143
成長ホルモン分泌不全　143
赤血球増加症　152

赤血球濃厚液　100
赤血球輸血　98
全身性リンパ節腫大　19
先天性角化不全症　28
先天性血小板減少症・異常症　127, 129
先天性胆道拡張症　57
遡及調査　106

た

第Ⅷ因子　131
第Ⅸ因子　131
帯状疱疹　139
大量シタラビン療法　120
多職種チーム　77
胆道閉鎖症　50

ち

腸管重複症　57
腸管出血性大腸菌　52
腸間膜嚢腫　58
長期フォローアップ　142
聴力障害　144
貯血前白血球除去　100

て・と

定期補充療法　135
低身長　143
鉄欠乏性貧血　28
伝染性単核症　13, 24
頭蓋内出血　133
疼痛　37
トランジション　146
トロンボポエチン受容体作動薬　128

な・に・ね

難治性免疫性血小板減少症　128
二次がん　145
二次血栓　45
二次性免疫性血小板減少症　127
日本小児がん研究グループ　95
日本小児外科学会認定施設　159

認知機能障害　144
猫ひっかき病　24

は

培養検査　119
播種性血管内凝固　30
白血球分画　10
白血病　12, 39, 81
　　──，急性リンパ性　65
　　──，若年性骨髄単球性　66
　　──，慢性骨髄性　66
発熱　37
発熱性好中球減少症　40, 115
パニック値　155
晩期合併症　138, 139, 142
汎血球減少症　154
反応性リンパ節腫大　19

ひ

非 Hodgkin リンパ腫　25
肥厚性幽門狭窄症　56
微小血管障害性溶血性貧血　30
必要輸血量　100
非溶血性副作用　105
貧血
　　──，Diamond-Blackfan　29
　　──，Fanconi　28
　　──，遺伝性溶血性　29
　　──，再生不良性　15, 28
　　──，自己免疫性溶血性　30
　　──，鉄欠乏性　28
　　──，微小血管障害性溶血性　30
　　──，慢性疾患に伴う　28
表在リンパ節　18

ふ

不活化ワクチン　140
復学　141
復学支援会議　142
腹腔内膿瘍　57
副腎皮質機能低下症　146

腹部腫瘤　54
腹部超音波検査　55
プロカルシニトン　118
プロトロンビン時間　45

へ・ほ

平均血小板容積　125
保因者　137
放射線照射赤血球濃厚液　100

ま・め・も

慢性活動性 EB ウイルス感染症　42
慢性骨髄性白血病　66
慢性疾患に伴う貧血　28
免疫回復　140
免疫性血小板減少症　69, 124
　　──，難治性　128
　　──，二次性　127
免疫低下　139
網赤血球数　151

や・ゆ・よ

薬剤性過敏症症候群　25
輸血関連感染症　106
輸血関連循環過負荷　105
輸血関連副作用　105
輸血後アレルギー　105
輸血後発熱　105
輸血スピード　101
輸血説明　101
輸血トリガー値　98
溶血性尿毒症症候群　30
予想血小板輸血トリガー値　103
予防接種　140

ら・り・る

ラスブリカーゼ　110
リツキシマブ　128
リンパ腫　23, 39, 40, 67, 81
　　──，Hodgkin　25
　　──，非 Hodgkin　25

リンパ節炎
　　——，亜急性壊死性　25
　　——，化膿性　24
　　——，結核性　24
リンパ節腫大　18, 38
　　——，限局性　19
　　——，全身性　19
リンパ節生検　21

累積投与量　144
ループスアンチコアグラント　131

わ

ワクチン
　　——，弱毒化生ワクチン　140
　　——，不活化ワクチン　140

欧文・ギリシャ文字

antibiogram　121
Clostridium difficile　116
CTLS（clinical tumor lysis syndrome）　108
de-escalation　121
Diamond-Blackfan 貧血　29
DTP（differential time to positivity）　119
Fanconi 貧血　28
FDG-PET（fluorodeoxyglucose-positron emission tomography）　23
FN（febrile neutropenia）　40, 115
Gaucher 病　69
GVHD（graft-versus-host disease）　142
Hodgkin リンパ腫　25
　　——，非　25
ITP（immune thrombocytopenia）　69, 124

　　——，難治性　128
　　——，二次性　127
Langerhans 細胞組織球症　93
LTLS（laboratory tumor lysis syndrome）　108
MCV　151
Menzer 指標　152
metaphyseal lucent band　93
myeloid sarcoma　91
Niemann-Pick 病　70
oncologic emergency　78, 116
sIL-2R（soluble interleukin-2 receptor）　22
TLS（tumor lysis syndrome）　107
TPO-R 作動薬　128
Wormian bone　93
α 溶血性連鎖球菌　119

- JCOPY 〈社出版者著作権管理機構 委託出版物〉
  本書の無断複写は著作権法上での例外を除き禁じられています．複写される場合は，そのつど事前に，（社）出版者著作権管理機構（電話 03-5244-5088，FAX03-5244-5089，e-mail：info@jcopy.or.jp）の許諾を得てください．
- 本書を無断で複製（複写・スキャン・デジタルデータ化を含みます）する行為は，著作権法上での限られた例外（「私的使用のための複製」など）を除き禁じられています．大学・病院・企業などにおいて内部的に業務上使用する目的で上記行為を行うことも，私的使用には該当せず違法です．また，私的使用のためであっても，代行業者等の第三者に依頼して上記行為を行うことは違法です．

はじめて学ぶ小児血液・腫瘍疾患
―To Do & Not To Do で理解する―　　ISBN978-4-7878-2335-9

2017 年 11 月 13 日　初版第 1 刷発行
2021 年 8 月 31 日　初版第 2 刷発行

編　集	石黒　精，加藤元博，松本公一	
発行者	藤実彰一	
発行所	株式会社　診断と治療社	
	〒 100-0014　東京都千代田区永田町 2-14-2　山王グランドビル 4 階	
	TEL：03-3580-2750（編集）　03-3580-2770（営業）	
	FAX：03-3580-2776	
	E-mail：hen@shindan.co.jp（編集）	
	eigyobu@shindan.co.jp（営業）	
	URL：http://www.shindan.co.jp/	
印刷・製本	三報社印刷株式会社	

©Akira ISHIGURO, Motohiro KATO, Kimikazu MATSUMOTO, 2017. Printed in Japan.　　［検印省略］
乱丁・落丁の場合はお取り替えいたします．